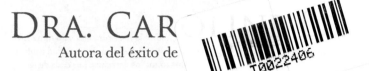

DRA. CAR...

Autora del éxito de

ENCIENDE TU CEREBRO

todos los

días

365 LECTURAS para MAXIMIZAR TU FELICIDAD, TU PENSAMIENTO, y TU SALUD

WHITAKER
HOUSE
Español

Traducción al español por:
Belmonte Traductores
www.belmontetraductores.com

Editado por: Ofelia Pérez

Enciende tu cerebro todos los días
365 lecturas para maximizar tu felicidad, tu pensamiento y tu salud
©2024 Dra. Caroline Leaf
Originally published in English under the title *Switch On Your Brain Every Day* by Baker Books, a division of Baker Publishing Group, Grand Rapids, Michigan, 49516, U.S.A.
All rights reserved.

ISBN: 979-8-88769-104-6
Ebook ISBN: 979-8-88769-105-3
Impreso en los Estados Unidos.

Whitaker House
1030 Hunt Valley Circle • New Kensington, PA 15068
www.whitakerhouseespanol.com

Por favor, envíe sugerencias sobre este libro a: comentarios@whitakerhouse.com.

1 2 3 4 5 6 7 8 9 10 **UU** 30 29 28 27 26 25 24

Introducción

Cómo sacar el máximo provecho a estas lecturas

La Biblia es, verdaderamente, un conjunto de libros excepcional. Contiene muchísimas cosas: una gran cantidad de narrativas, personajes, emociones, eventos, y muchas eras.[1] Está modelada, afectada e influida por las esperanzas, los sueños, los temores y las decisiones del pasado, el presente y el futuro. Es la historia del esfuerzo humano, de la victoria humana y, por supuesto, del fracaso humano. Resuena con la necesidad de un propósito trascendente, una vida mayor que la suma de todas sus partes.[2] Y, después de miles de años, apenas si hemos arañado la superficie. Tras leerla innumerables veces, aún nos queda mucho más por ver y entender. No es meramente una serie de documentos grabados en la piedra del tiempo; es un libro de libros que tiene vida propia: de muchas maneras es "la Palabra viva".

La Biblia es muy parecida a la mente humana. Dinámica, brillante, poderosa e influyente, no puede utilizarse con abandono, ya que influye no solo al lector sino también al mundo. Es compleja y a la vez transparente. No se puede separar del contexto de la experiencia humana. Jesús vino a la tierra como un hombre: el Dios encarnado se plantó firmemente en medio de la historia humana con todas sus intrigas, variaciones, y proyectos. La comunidad humana, después de todo, precedía a la palabra escrita.[3] La Biblia es, por lo tanto, una colección de narrativas que a la vez refleja y moldea nuestros recuerdos y, así, nuestra identidad, igual que nuestro pensamiento moldea lo que pensamos, decimos y hacemos.

Con la llegada de la física cuántica, llegaría incluso al extremo de decir que la mente, o consciencia, subraya la narrativa bíblica desde Génesis hasta Apocalipsis. "En el principio era el Verbo...", tal vez uno de los versículos más icónicos de la Biblia, Juan 1:1, rememora Génesis de un modo dramático, subrayando la importancia del Verbo, el *logos*, que en griego significa razón, intelecto o inteligibilidad.[4] Esta razón, esta inteligencia divina, moldea nuestra existencia, retocando las frases y escenas de nuestra vida diaria. El *logos*, la consciencia divina,[5] trae orden al caos, paz a la destrucción, amor al odio. Dios era, es y siempre será. Él sostiene el universo.

Como comenté en mi libro *Enciende tu cerebro*, la física cuántica nos ayuda a entender la importancia de la consciencia, o *logos*, en la Biblia. La física cuántica, con su examen de la ciencia más allá de los paradigmas tradicionales del espacio y el tiempo, apunta directamente a la creencia de que el universo tiene tras él una mente creativa (consciencia) y, por lo tanto, un propósito creativo. Las partículas elementales como átomos y electrones no son "cosas" en sí mismas.[6] Estas partículas forman un mundo de puras posibilidades que se transforman en realidades mediante las decisiones del observador.[7] Básicamente, creamos realidades con nuestra mente. Y Dios es la realidad suprema. Él siempre está observando, siempre presente. Por Él existen todas las cosas. Por Él fueron creadas todas las cosas, y hechas nuevas (ver Génesis 1:2; 2 Corintios 5:17). Si Dios es amor, entonces el amor sostiene el universo (ver 1 Juan 4:8). Esencialmente, el perfecto amor es la razón de ser de cada "cosa" como una cosa que existe.

Pero ¿qué tiene que ver todo esto con nosotros? Si somos creados a imagen de Dios (ver Génesis 1:27), si tenemos la mente del Mesías (ver 1 Corintios 2:16), si somos hijos e hijas de Dios (ver Gálatas 3:26), si somos llamados a reflejar su gloria (ver 2 Corintios 3:18), y si somos los sumos sacerdotes y administradores de la creación (ver Génesis 2:15), tenemos este poder: el poder de la mente. ¡Esto sí es algo por lo que ciertamente podemos emocionarnos! Y también es algo que debiéramos tomar muy en serio. No podemos llamarnos hijos o hijas del Dios Altísimo sin entender que nuestros pensamientos, sentimientos y decisiones no solo nos influyen a nosotros sino también a todos y a todo lo que nos rodea. Creamos realidades que transforman nuestro mundo. Depende de nosotros decidir qué tipo de realidades vamos a construir.

Estas lecturas fueron creadas como una guía para ayudarte a entender el poder único de tu mente, tus decisiones y tu impacto. Es, en esencia, una guía práctica del principiante para crear realidades, aunque de ninguna manera es la última palabra sobre el tema. Este libro es más como una conversación, lo opuesto a una lectura que intenta decirte: "Así son las cosas". Uso pasajes y versículos como inicio, no como final, de un tema o un asunto.[8] Al igual que los primeros seguidores del Mesías, creo que la Biblia es una serie de narrativas que hablan a la sociedad humana, no la gobiernan.[9]

Estas lecturas aportan una plataforma para la discusión: cada día depende de ti el examinar la cita en cuestión en un intento de formar un marco para lidiar con la vida. En otras palabras, ese versículo ayuda a construir una cosmovisión que puede crear realidades de amor mediante la lectura de la Biblia y permitir "que te lea".[10] Estas lecturas son básicamente un modo de sintonizar con la autoridad del *logos* y manifestar el amor de Dios como "carne" en tu vida, actuando en amor, así como Jesús era el amor de Dios encarnado. Se trata de traer *el cielo a la tierra* mediante tus decisiones (ver Deuteronomio 30:19; Mateo 6:11).

Cada versículo irá seguido de un "Consejo inteligente". La ciencia no solo es emocionante, sino también otra manera de adorar a Dios. Nos habla sobre su magnífica creación: cuando el versículo nos dice el *porqué*, la ciencia nos habla sobre el *cómo*.[11] No deberíamos acudir a la Biblia demandando que se postre a la ciencia, o viceversa. Entender la ciencia que hay detrás de la Biblia es una manera más holística y significativa de abordar las narrativas bíblicas, permitiéndonos ver y entender elementos del texto que hasta el momento habían pasado desapercibidos. Nos permite abordar el texto como un diálogo entre dos puntos de vista muy distintos, pero frecuentemente complementarios. Este diálogo fomenta no solo más preguntas sino también un sentimiento increíble de asombro ante la magnificencia de nuestro Creador. Incluso me atrevería a decir que nos ayuda a entender cómo la biblioteca de libros que compone la Biblia puede ser un "libro de las personas", un libro que facilita la comunidad y el amor entre diversos pueblos.[12]

Algunos conceptos se discuten durante varios días, mientras que algunos versículos se usan durante más de un día. Después de todo, ¡la repetición es necesaria para la síntesis de proteína y la consolidación de la memoria! Cada nueva lectura cubrirá un aspecto distinto del versículo, permitiéndote leer y pensar profundamente en lo que tiene que decir y en cómo puede influir en tu vida. En la tradición rabínica se dice que cada versículo de la Escritura es como una joya: cada vez que giramos la superficie, la luz se refleja de un modo distinto.[13] Cada vez que miras un versículo desde un ángulo distinto, ves algo único y hermoso, razón por la cual es importante respetar tanto el contexto como la complejidad de cada palabra, frase y pasaje de la Biblia, como yo he intentado hacer en estas lecturas.

De igual modo, ciertos conceptos, como el poder del pensamiento y la decisión, aparecerán a lo largo de estas lecturas ya que forman la columna vertebral de un estilo de vida renovado. Como destaca el reconocido erudito bíblico N.T. Wright, la cosmovisión del apóstol Pablo "solo funcionará si la integran seres humanos que tengan una mente transformada, y que usan esa mente transformada constantemente para lidiar con las preguntas más importantes de todas, las que tienen que ver con Dios y con el mundo".[14] Nuestra capacidad para pensar, sentir y decidir tiene el poder de la vida y la muerte, y determinará el modo en que vivamos nuestra vida hoy y en la nueva creación.

Después del versículo y el "Consejo inteligente" está la lectura del día. Espero que no solo la leas y sigas con tu vida; te animo a agarrar un diario y escribir en él cada día sobre lo que hayas leído. Te recomiendo el siguiente proceso para que escribas: *pregunta, responde y dialoga*. Estas tres acciones hacen hincapié en el *proceso* de aprendizaje intencional y deliberado que produce una memoria inteligente, la cual va más allá de solo leer una información que se te olvidará después (para más información sobre el aprendizaje y la formación de la memoria, lee mi libro *Piensa, aprende y ten éxito*).

En primer lugar, *pregunta*. Escribe en tu diario varias preguntas sobre la lectura. Escribirlas te ayudará a comenzar a pensar en el versículo dentro del cuadro general de renovar tu mente y reflejar la gloria de Dios mediante tus pensamientos, palabras y acciones. Por ejemplo, puedes pensar en preguntas como las siguientes: "¿Cómo puedes aplicar a tu vida la idea de renovar tu mente? ¿Se te ocurren ejemplos de tu propia vida en los que tuviste que cambiar literalmente de idea y cómo influyó eso en lo que dijiste y/o hiciste? ¿Alguna vez sentiste que no eras lo suficientemente bueno? ¿Pensaste que no podías lidiar con las circunstancias de la vida? ¿Cómo respondiste? ¿Qué efecto tuvo eso en tu vida?". Tu sección de *pregunta*, claro está, no tiene que cubrir todos los aspectos del pasaje en cuestión; la Biblia es una serie de libros compleja que tardaríamos varias vidas en explorar. Más bien, tus preguntas en esta sección son para aportar un punto de partida para el diálogo, algo parecido a las preguntas que hacemos durante nuestras conversaciones de cada día.

Después, *responde*. Aquí aplicas el pasaje a tu propia vida respondiendo detalladamente a las preguntas que hiciste en la sección *pregunta*. Es importante recordar que no hay respuestas correctas e incorrectas en esta sección; estás conversando con el texto, pensando en las preguntas que escribiste, y respondiéndolas de manera sincera y realista. Respondes a tus propias preguntas, las cuales están modeladas por tus experiencias y tu manera única de pensar, sentir y decidir (ver mi libro *Tu yo perfecto* para más información).

Finalmente, *dialoga*. En tu diario, examinas más a fondo tus propias ideas, palabras y acciones a la luz del pasaje bíblico, ampliando tus observaciones y considerando maneras en las que puedes renovar tu mente y cambiar tu vida. De hecho, estás analizando tus respuestas de la sección *pregunta* con respecto al versículo bíblico del día. Si estás leyendo este libro como parte de un estudio en grupo, puedes comparar tus propios pensamientos y experiencias sobre el texto con los de los demás miembros del grupo. Este enfoque fomenta un diálogo natural con el texto, permitiéndote regresar, año tras año, y descubrir formas nuevas de leer la Biblia que te dejen motivado y transformado.

Gran parte del material de estas lecturas se basa en mis libros *Enciende tu cerebro*, *Think and Eat Yourself Smart* (Piensa y come con sabiduría), *Tu yo perfecto*, y mi último libro, *Piensa, aprende y ten éxito*. Si te gustaría saber más sobre los varios temas cubiertos en este libro, y cómo practicar la renovación de tu mente de maneras prácticas, te sugiero que visites la tienda de la Dra. Leaf en drleaf.com. También tengo muchas charlas disponibles en mi canal de YouTube, y otros libros y materiales disponibles tanto en drleaf.com como en tiendas minoristas como Amazon y Barnes & Noble.

Unas palabras sobre las traducciones bíblicas. En ocasiones, he usado la versión en inglés *New Revised Standard Version*, ya que es una traducción bastante precisa tanto en términos de lenguaje como en términos de contexto cultural. Tú puedes usar otras traducciones además de las versiones que yo he utilizado. Incluso puedes consultar versiones en inglés y traducir las Escrituras tú mismo si lo deseas. Leer varias traducciones te obligará a analizar los versículos desde varios puntos de vista, cosmovisiones y tonos sociales distintos, lo cual ciertamente incrementa la salud de la mente. David Bentley Hart recientemente publicó una traducción del Nuevo Testamento increíble, pura e íntima que también recomiendo mucho.

Sin embargo, lo más importante de todo es que recuerdes el poder que tienes en tu mente al realizar estas lecturas. Tus decisiones, dónde dirijas tu pensamiento, y en lo que decidas meditar puede cambiar el mundo para bien o para mal. Dios nos ha dado este increíble poder de decidir, lo cual es un reflejo de la mente de lo divino; por lo tanto, ¡escoge la vida!

Día 1

No imiten las conductas ni las costumbres de este mundo,
más bien dejen que Dios los transforme en personas nuevas
al cambiarles la manera de pensar. Entonces aprenderán a
conocer la voluntad de Dios para ustedes, la cual es buena,
agradable y perfecta.

—Romanos 12:2 (NTV)

> **Consejo inteligente:** El cerebro es neuroplástico: cambia conforme a su entorno. Lo que permitimos que entre en nuestro cerebro, mediante las decisiones que tomemos con nuestra mente, puede cambiar la estructura de nuestro cerebro para bien o para mal.

No vivimos en una burbuja. Vivimos en entornos multifacéticos y dinámicos; cada día parece que trae mil voces que nos dicen lo que deberíamos creer, decir, hacer y vestir. Nos dicen cómo debería ser nuestra vida y lo que deberíamos hacer con nuestro tiempo. Es fácil ceder a esas voces, escucharlas y permitir que echen raíces en nuestra cabeza. Es fácil dejarse moldear por la presión de cualquier cosa que sea popular hoy día.

Pero tenemos la facultad de decir no. Tenemos el poder de decir: "Yo no soy esto. Esto no es lo que quiero ser". Observando y monitoreando lo que pensamos y las decisiones que tomamos, podemos cambiar la estructura de nuestro cerebro, diciendo no a "este mundo", haciendo al Mesías, Señor de cada área de nuestra vida. Podemos decir sí a su amor, a su gloria, a la forma en que Él nos creó y a las pasiones que ha puesto en nosotros. Tenemos el poder de decidir cuál será la dirección en la que irá nuestra vida.

Día 2

No imiten las conductas ni las costumbres de este mundo,
más bien dejen que Dios los transforme en personas nuevas
al cambiarles la manera de pensar. Entonces aprenderán a
conocer la voluntad de Dios para ustedes, la cual es buena,
agradable y perfecta.
—Romanos 12:2 (NTV)

Consejo inteligente: Al margen de lo que nos haya ocurrido, o lo que nos esté ocurriendo, ¡podemos cambiar nuestro cerebro mediante nuestras decisiones! El cambio requiere tiempo, pero es posible.

Edificar una vida de carácter cristiano es una tarea incesante, pero por fortuna ¡nuestra poderosa mente está preparada para el desafío! Cada día podemos decidir pensar diferente, aunque tenemos que recordar que Roma no se construyó en un día, como dice el dicho. Es cierto que el cambio duradero requiere tiempo y mucho esfuerzo. ¿Cuántas veces intentaste cambiar y fracasaste? Una de las mejores cosas sobre Romanos 12:2 es la expresión "al cambiarles": la acción es continua, diaria.

Nuestro cerebro puede cambiar, y a medida que aprendemos a renovar nuestro modo de pensar, cambiarnos nuestro cerebro, edificamos un carácter cristiano, y aprendemos a actuar y hablar como el Mesías. Realmente todo se trata de aprender a volver a ser verdaderamente humanos, reflejando la imagen de nuestro glorioso Creador. No es algo instantáneo, no se trata de hacer una oración y "¡voilà!", ya somos cristianos perfectos. Cada día, a medida que decidimos seguir al Mesías, cambiamos la estructura de nuestro cerebro, un cambio que a su vez influye en nuestros pensamientos, palabras y acciones.

Día 3

*No imiten las conductas ni las costumbres de este mundo,
más bien dejen que Dios los transforme en personas nuevas
al cambiarles la manera de pensar. Entonces aprenderán a
conocer la voluntad de Dios para ustedes, la cual es buena,
agradable y perfecta.*
—Romanos 12:2 (NTV)

Consejo inteligente: Adonde va nuestra mente, sigue nuestro cerebro.

Lo que hemos integrado en nuestra mente mediante nuestras experiencias y decisiones, moldea nuestra cosmovisión particular, la cual a su vez afecta nuestros pensamientos, palabras y acciones. Es nuestro filtro, que refleja y refracta lo que entra mediante nuestros sentidos y moldea nuestra arquitectura mental. Una vez que decidimos seguir al Mesías, sin embargo, tenemos que comparar nuestra cosmovisión con la cosmovisión de Dios. Tenemos un filtro nuevo y hermoso que no solo añade a nuestras experiencias, sino que también las pinta con una nueva luz, una luz "buena, agradable y perfecta", permitiéndonos ver y responder al mundo de un modo diferente: un modo verdaderamente humano. Cuanto más decidimos con nuestra mente pensar y actuar como Jesús, más nos volvemos como Jesús. Donde va nuestra mente, sigue nuestro cerebro.

Día 4

Pues Dios no nos ha dado un espíritu de temor y timidez sino de poder, amor y autodisciplina.
—2 Timoteo 1:7 (NTV)

Consejo inteligente: Estamos diseñados para el amor. La ciencia demuestra que tenemos una inclinación natural hacia el optimismo.

Muy frecuentemente en la vida se nos dice que no estamos a la altura, que no somos suficientemente buenos. Tal vez incluso nosotros mismos nos decimos que nunca tendremos éxito. Nuestros días están llenos de problemas, preocupaciones y afanes. Nos sentimos abrumados. Sin embargo, la ciencia y la Escritura dicen otra cosa. No estamos diseñados para pasar por esta vida con un "espíritu de temor y timidez", sin poder lidiar con nuestros problemas o enfrentarlos. Estamos diseñados para el amor: cada célula de nuestro cuerpo está creada para responder a pensamientos y sentimientos de vida, completitud, pasión y verdad.

Cuando decidimos seguir al Mesías, seguir su gobierno de amor, se nos da su "autodisciplina", su sano juicio, ¡lo cual es poderoso! Podemos enfrentar cualquier cosa que la vida ponga en nuestro camino porque estamos pisando tierra firme. Nuestra experiencia nunca será perfecta, pero cuando decidimos seguir una vida de amor, la victoria siempre será posible.

Día 5

*Llevamos cautivo todo pensamiento para
que obedezca a Cristo.*
—2 Corintios 10:5

Consejo inteligente: Los pensamientos son reales y ocupan terreno mental.

Es hermoso pensar en la victoria, pero ¿cómo *creemos* en la victoria? ¿Cómo creemos que las cosas pueden cambiar? Comienza en nuestra mente. Es fácil asumir que los pensamientos en realidad no son cosas y que verdaderamente no afectan nuestra salud y calidad de vida.

Quiero decir, ¿qué es un pensamiento? ¿No es sino un poco de aire caliente? Lo más importante es lo que hacemos con ese pensamiento, ¿verdad?

Los pensamientos son cosas reales; cuando pensamos en algo, lo integramos en la estructura de **nuestro** cerebro. Un pensamiento es una entidad física, la cual cambia el entorno del cerebro y el cuerpo. Cuando decidimos permitir que un pensamiento crezca en **nuestro** cerebro, alimentándolo con atención y tiempo, afectará las células del cerebro y del cuerpo, y afectará también nuestros futuros pensamientos, palabras y acciones; por lo tanto, es increíblemente importante monitorear lo que permitimos que entre en **nuestra** cabeza, llevando "cautivo todo pensamiento" y asegurándonos de que las cosas en las que pensamos sean buenas e íntegras, no tóxicas y dañinas. Somos lo que pensamos, ¡así que piensa sabiamente!

Día 6

Hoy pongo al cielo y a la tierra por testigos contra ti,
de que te he dado a elegir entre la vida y la muerte,
entre la bendición y la maldición. Elige, pues, la vida, para que
vivan tú y tus descendientes.
—Deuteronomio 30:19

Consejo inteligente: Las decisiones que tomas afectan tu salud mentalmente y físicamente, así como el mundo que te rodea, durante generaciones.

Este versículo es uno de mis favoritos. Es atractivo y desafiante. Estamos diseñados para hacer nuestra propia cirugía cerebral y remodelar el cerebro pensando y decidiendo renovar nuestra mente. ¡Todo comienza con una decisión! Las decisiones que tomamos pueden producir vida o muerte; y, mediante la epigenética, el impacto de esas decisiones puede repercutir durante generaciones. Así, vivimos en una comunidad tanto en el presente como en el futuro. Lo que decidimos hoy tiene un impacto duradero. Este versículo nos empuja a examinar nuestros pensamientos y preguntarnos si son portadores de vida o de muerte. Subraya nuestra responsabilidad como seres humanos creados a imagen de un Dios poderoso.

Sin embargo, Deuteronomio 30:19 también es de mucho ánimo. Mediante nuestros pensamientos podemos ser nuestros propios cirujanos al tomar decisiones que cambien los circuitos del cerebro. Por lo tanto, al margen de qué "muerte" podamos haber sufrido en el pasado, aun así podemos escoger la vida. Podemos decidir cambiar. Siempre hay esperanza.

Día 7

Y ahora, amados hermanos, una cosa más para terminar.
Concéntrense en todo lo que es verdadero, todo lo honorable,
todo lo justo, todo lo puro, todo lo bello y todo lo admirable.
Piensen en cosas excelentes y dignas de alabanza.
—Filipenses 4:8 (NTV)

> **Consejo inteligente:** Aquello en lo que más pienses es lo que más crece.

¿Alguna vez no pudiste sacar una canción de tu cabeza? Suena una y otra vez, y no puedes dejar de cantarla. Te vuelve loco, pero sigues repitiendo esas letras. El ritmo nunca se acaba. Bueno, tu pensamiento se parece un poco a eso. Cuanto más piensas en algo, más crece en tu cerebro. Y, cuanto más crece, más influencia tiene sobre tus futuros pensamientos, palabras y acciones, incluso si en realidad no te gusta hacia dónde te está llevando. Cuanto más pienses en algo, más te sucederá lo de "no poder dejar de cantar la canción", por así decirlo.

Es increíblemente importante que supervises tus pensamientos, asegurándote de que sean veraces, santos, rectos, puros, bellos, de buena reputación, admirables y excelentes. Estas son las cosas que necesitas dentro de tu cabeza; estas son las cosas que conducen a tener una mente, un cuerpo y un espíritu saludables porque caracterizan tu cosmovisión y moldean tus decisiones. ¡Esos son los tipos de canciones que realmente tienes que cantar! Si verdaderamente quieres reflejar la gloria de Dios al mundo, necesitas ser muy consciente de aquello en lo que decides pensar, momento a momento, día a día.

Día 8

El corazón contento alegra el rostro.
—Proverbios 15:13 (NTV)

Consejo inteligente: ¡Sonreír es bueno para la salud!

¿Sabías que el mero acto de sonreír puede detener una mentalidad tóxica negativa? De hecho, los estudios demuestran que sonreír mucho puede remodelar el circuito del cerebro que nos ayuda a tener una actitud positiva en la vida. Esto significa que Dios nos ha diseñado de tal modo que, cuando sonríes con los ojos y la boca, con una sonrisa real y profunda (llamada la sonrisa de Duchenne), la parte del cerebro involucrada en la toma de decisiones, la búsqueda intelectual, el cambio entre pensamientos y pensar cosas racionalmente, se hace más fuerte y eficaz. Dicho en términos sencillos: ¡sonreír te hace más feliz y más inteligente!

Y mira el efecto sobre los que te rodean, porque sonreír, igual que una actitud, es algo contagioso. De hecho, es casi imposible no responder a una sonrisa verdadera: las neuronas, espejo que Dios ha puesto en tu cerebro de forma tan maravillosa, están diseñadas para responder con una explosión de sustancias químicas que causan felicidad, las cuales te levantan el ánimo y el intelecto. Sonreír puede mejorar no solo tu salud, sino también la salud de las personas que te rodean. Es una manera de reflejar y compartir el amor de Dios, así que haz un esfuerzo por sonreír más.

Día 9

¡Que los cielos se alegren, y la tierra se goce! ¡Que el mar y todo
lo que contiene exclamen sus alabanzas!
¡Que los campos y sus cultivos estallen de alegría! Que los
árboles del bosque canten de alegría.
—Salmos 96:11-12 (NTV)

Consejo inteligente: La risa y el juego son increíblemente saludables, ¡al margen de la edad que tengas!

Incorporar el juego y la risa a tu vida es una manera maravillosa de aumentar el bienestar físico y mental. De hecho, reír (que a menudo se denomina "correr internamente") aumenta el flujo de péptidos y de energía cuántica en tu cerebro y en tu cuerpo. Muchos estudios demuestran por qué la risa merece que se conozca como "la mejor medicina". Libera un aluvión instantáneo de sustancias químicas que causan felicidad y que estimulan el sistema inmune. Casi de manera instantánea, reduce los niveles de las hormonas del estrés.

Divertirse y reírse es el modo más barato, fácil y eficaz para aumentar la felicidad. Rejuvenece la mente, el cuerpo y el espíritu, y hace que fluyan las emociones positivas. ¡Esfuérzate por reír y jugar más!

Día 10

Gran remedio es el corazón alegre,
pero el ánimo decaído seca los huesos.
—Proverbios 17:22 (NRSV), traducción libre

Consejo inteligente: Tu cerebro y tu cuerpo responden a tu mente.

Es importante recordar que los pensamientos crean tu estado de ánimo. Cuando experimentas una emoción basada en el temor, sientes que estás "enfermo" y tus pensamientos serán afectados por tu negatividad. Tu pensamiento se distorsionará y perderás el gozo del momento "ahora", haciendo que tu cuerpo sea vulnerable a otras enfermedades y dolencias. Se ha demostrado que incluso el pensamiento tóxico y el estrés reducen el tamaño de ciertas estructuras del cerebro.

Sin embargo, si tu pensamiento es positivo, tu salud mental y física mejorarán. Un corazón alegre realmente es como una buena medicina y un gran remedio que te permite perseguir tus sueños, porque tu cerebro y tu cuerpo responden al amor. Después de todo, fuiste creado a imagen de un Dios que es amor.

Día 11

No te sientes a la mesa de un tacaño, ni codicies sus manjares,
que son como un pelo en la garganta. «Come y bebe», te dirá,
pero no te lo dirá de corazón.
—Proverbios 23:6-7 (NRSV), traducción libre

> **Consejo inteligente:** Tus pensamientos cambian la estructura de tu cerebro, lo cual moldea tus palabras y acciones. Eres lo que piensas.

Da la impresión de que todo el mundo ha oído el versículo que dice: "porque cual es su pensamiento en su corazón, tal es él". Como una de las frases más famosas de la versión Reina Valera, Proverbios 23:7 se ha usado en canciones, libros y películas. Pero, ¿qué significa "un pelo en la garganta"? La Nueva Versión Internacional se acerca más al texto original, que nos advierte que tengamos cuidado cuando alguien tacaño muestre generosidad, porque "no lo hace de corazón".

El significado de "garganta" en el hebreo original tiene que ver con la "persona interior": su alma o mente.[1] Dentro del contexto de los versículos anteriores y posteriores, parece que el autor nos está hablando de la importancia no solo de las buenas acciones como la generosidad y la hospitalidad, sino también de las buenas intenciones. Todos hemos tenido esas experiencias cuando alguien tiene un gesto bonito con nosotros pero algo no está "bien" en la situación. No solo es importante hacer lo correcto, sino también *pensar* lo correcto, ya que lo que pensamos finalmente sale de una manera o de otra, y puede envenenar nuestras relaciones y nuestra salud. ¡No es de extrañar que Jesús pusiera tanto énfasis en lo que hay en nuestro corazón!

Día 12

¿Qué beneficio obtienes si ganas el mundo entero pero pierdes tu verdadera vida [alma/mente/ser interior/consciencia]? ¿Qué puedes dar para recuperar tu vida?
—Mateo 16:26 (NRSV), traducción libre

Consejo inteligente: Aquello en lo que más piensas determinará el curso de tu vida.

El mundo está lleno de personas que te dirán qué debes hacer con tu vida. "Deberías hacer esto, deberías hacer aquello, deberías tener tantos hijos, deberías tener un trabajo que te remunere tanto, deberías parecerte a esa persona, deberías hablar como aquella persona…", y la lista es interminable. Todo eso puede sofocar tu vida, y un día hacer que te despiertes y te des cuenta de que hiciste todo lo que te dijeron que hicieras y, sin embargo, te sientes un miserable. Permitiste que todas esas palabras y mandatos moldearan tu mente, cambiando la estructura de tu cerebro y determinando el curso de tu vida; y ahora aborreces ver dónde ha terminado tu vida.

La buena noticia es que nunca es demasiado tarde para cambiar. Nunca es demasiado tarde para decir: "No, yo no soy así". Cuando cambias tu mentalidad, aceptando la forma maravillosa y única en la que Dios te hizo, puedes encontrar felicidad, un profundo sentimiento de "verdadera vida", al descubrir qué es lo que te motiva y lo que te da energías para levantarte cada día de la cama, al margen de lo que esté ocurriendo en tu vida.

Tu cerebro siempre puede cambiar, porque tu mentalidad siempre puede cambiar. Puedes decidir a quién o a qué escucharás. Puedes decidir quién vas a ser.

Día 13

*¡Te alabo porque soy una creación admirable! ¡Tus obras son
maravillosas, y esto lo sé muy bien!*
—Salmos 139:14

Consejo inteligente: Todos tenemos un modo único de pensar, sentir y decidir.

Todos tenemos una manera particular de razonar y tomar
decisiones. Vemos y procesamos el mundo de maneras distintas. Tenemos algo excepcional y hermoso que dar al mundo.
Reflejamos una parte maravillosa, gloriosa y única de la imagen
de Dios.

Si no somos quienes deberíamos ser, si hemos sido estruja-
dos, pisoteados, y cambiados por lo que dicen los imperios del
mundo, si nos hemos convertido en alguien que apenas si reconocemos, podemos cambiar. Podemos redescubrir nuestro Yo
Perfecto: cómo fuimos creados. Podemos reconocer que somos
más que suficiente, porque somos la "obra maravillosa" de un
Dios amoroso y magnífico.

Día 14

Ahora bien, el cuerpo no consta de un solo miembro,
sino de muchos.
—1 Corintios 12:14

Consejo inteligente: Todos procesamos la información de maneras diferentes.

Nuestro modo de pensar, sentir y decidir nos permite cambiar el mundo de una forma única y maravillosa. Es un regalo y una responsabilidad. Tenemos algo que dar al mundo: nuestra alma, nuestra pasión, nuestra "verdadera vida". El mundo está incompleto si nosotros estamos incompletos o en discordancia con nosotros mismos. Nuestras comunidades nos necesitan. Nuestras diferencias son complementarias, y al aceptar quiénes somos, y también al permitir que otros sean quienes realmente son, podemos aprender verdaderamente a amar y cuidar el uno del otro y de este mundo hermoso que Dios nos ha confiado.

Día 15

*Que la paz del rey sea el factor decisivo en sus corazones; a eso
fuero llamados, dentro de un solo cuerpo.
Y sean agradecidos.*
—Colosenses 3:15 (NRSV) traducción libre

> **Consejo inteligente:** Tú eres capaz de mirar desde afuera, de observar tu
> propio pensamiento, de consultar a Dios, y de cambiar el pensamiento negativo
> tóxico o hacer crecer el pensamiento positivo y saludable. Cuando haces esto,
> tu cerebro responde con una ráfaga de neuroquímicos positivos y cambios
> estructurales que mejorarán tu intelecto, salud y paz. Experimentarás armonía
> del alma y compartirás esa armonía con otros.

Una de las mejores cosas sobre ser humano es que podemos
escoger, incluso en tiempos difíciles. Podemos escoger la vida de
Dios, "la paz del rey", y mediante nuestro pensamiento implantar
esa paz en lo más hondo de nuestra mente no consciente, permitiendo que moldee la forma en que reaccionamos a las personas
que hay en nuestra vida.

No estamos sujetos a los antojos, las opiniones o decisiones de otros. Nuestras diferencias no tienen que dividirnos.
Al margen de lo que crean los demás, hagan o digan, podemos
responder con amor, porque ese amor está plantado en lo más
hondo de nuestra persona interior. Reaccionar así no solo mejora
nuestras relaciones, sino también nuestra salud, mentalmente y
físicamente.

Día 16

Que la paz del rey sea el factor decisivo en sus corazones; a eso
fueron llamados, dentro de un solo cuerpo.
Y sean agradecidos.
—Colosenses 3:15 (NRSV) traducción libre

> **Consejo inteligente:** Todos pensamos, sentimos y decidimos de maneras distintas. Nuestras diferencias son complementarias, así que no hay necesidad de competir con nadie.

Tenemos que lidiar con otras personas. Tenemos que lidiar con otras personas. Con sus opiniones, sus decisiones... aunque no tengamos ganas de hacerlo. También tenemos que lidiar con nuestra falta de control sobre lo que hacen. Sin duda, una de las mayores preocupaciones del apóstol Pablo era la unidad de la iglesia primitiva. ¿Cómo creamos "un solo cuerpo"? ¿Cómo creamos comunidades que verdaderamente se amen unos a otros, incluso si son muy diferentes? Es estupendo decir que tenemos que amar a nuestro prójimo, pero ¿qué ocurre si nuestro prójimo es, digamos, un necio?

¡Amor! Estamos hecho para el amor, para la compañía y para la comunidad. Cuando reconocemos que todos pensamos, sentimos y decidimos de maneras distintas, que todos tenemos algo hermoso y único que aportar, dejamos de sentir la necesidad de competir con los demás o de ignorar nuestras diferencias. Ser "un solo cuerpo" es posible, y cuando somos quienes verdaderamente somos, y otros son quienes verdaderamente son, podemos trabajar juntos dejando que la paz de Dios gobierne, y podemos estar "agradecidos" por esa comunidad.

Día 17

[*Jesús dijo*]: *"Es momento de descansar. Vengan conmigo
ustedes, e iremos a algún lugar tranquilo y privado".*
—Marcos 6:31 (NRSV), traducción libre

> **Consejo inteligente:** El descanso de calidad es esencial para el bienestar mental.

Estoy segura de que has experimentado periodos de tu vida en los que estabas tan ocupado que apenas si podías respirar. Corres de una tarea a otra, y cuando llega la hora de dormir en la noche (si es que llegas hasta la cama), sientes que te vas a derrumbar. ¡Yo ciertamente conozco esa sensación!

En momentos así, es importante recordar que nuestro cerebro necesita un buen descanso de vez en cuando. La calidad de nuestro tiempo para pensar, un tiempo para irnos "a algún lugar tranquilo y privado" y meditar en cosas buenas, ayudará mucho a la calidad de nuestra salud mental. Cuando dirigimos nuestro descanso mediante la introspección, la autorreflexión y la oración, cuando agarramos nuestros pensamientos tóxicos, cuando estudiamos, memorizamos y citamos versículos de la Escritura, y cuando desarrollamos nuestra mente intelectualmente, mejoramos la red de modo por defecto (RMD), que mejora la función del cerebro y la salud mental, física y espiritual.

Día 18

Quédense quietos, reconozcan que yo soy Dios.
¡Seré exaltado entre las naciones!
¡Seré enaltecido en la tierra!
—Salmos 46:10

Consejo inteligente: Si estás constantemente en modo ocupado, tu salud mental y física se resentirá.

Hay algo muy poderoso en "estar quietos". Podemos esforzarnos y seguir esforzándonos por hacer cosas, y habrá veces en nuestra vida en las que seamos llamados al ajetreo y el trabajo duro, pero también hay tiempos en nuestra vida en los que tenemos que aprender a decir no. No, no nos sentiremos presionados a hacer algo. No, no dejaremos que nuestras circunstancias nos quemen, porque Dios es mayor que cualquier cosa que estemos enfrentando en nuestra vida. No, no dejaremos que la vida nos robe lo mejor de nosotros mismos; no dejaremos que lo que estamos atravesando nos enferme, deprima o canse.

El descanso, emparejado con la gratitud y la comprensión de que el amor de Dios está de nuestro lado, puede ayudarnos a mantener un sentimiento de paz durante los tiempos turbulentos. Puede ayudarnos a escoger la vida, incluso cuando parezca que estamos rodeados de dolor, sufrimiento y muerte. Puede darnos la fuerza para continuar, para pelear la buena batalla. Puede ayudarnos a mantener nuestro bienestar mental y físico. Es un tiempo de restauración y renovación, que nos da la energía para enfrentar el siguiente día con una sonrisa en nuestro rostro.

Día 19

Así que quiten de su vida todo lo malo y lo sucio,
y acepten con humildad la palabra que
Dios les ha sembrado en el corazón, porque tiene el poder para
salvar su alma.
—Santiago 1:21 (NTV)

Consejo inteligente: Lo que integras a tu cerebro mediante el pensamiento se almacena en tu mente no consciente. La mente no consciente es donde se produce el 99,9 por ciento de nuestra actividad mental. Es el nivel raíz que almacena los pensamientos con las emociones y percepciones, y afecta la mente consciente y lo que decimos y hacemos.

Como mencioné antes, eres lo que piensas. Aquello en lo que decides enfocarte, en lo que decides pensar, cambiará la estructura de tu cerebro. Por lo tanto, si decides preocuparte por algo, pensando en ello todos los días, integras esa preocupación en tu mente no consciente, lo cual a su vez influirá en cómo piensas, sientes y decides. En esencia, has construido una cosmovisión de temor, la cual moldea la forma en que reaccionas al mundo.

Sin embargo, cuando decides seguir al Mesías, "desechas" todos esos pensamientos negativos. Diariamente decides renovar tu mente, llevando cautivos tus pensamientos y meditando en lo que es bueno y hermoso. Y, cuanto más meditas en esas cosas buenas, más "plantas" la cosmovisión de Jesús muy dentro de ti. Cuando empiezas a mirar el mundo desde el ángulo del Mesías, ves la verdad de tu humanidad y el poder del amor, lo cual tiene "el poder de rescatar nuestra vida".

Día 20

*Pero los que no son espirituales no pueden recibir esas verdades
de parte del Espíritu de Dios. Todo les suena ridículo y no
pueden entenderlo, porque solo los que son espirituales pueden
entender lo que el Espíritu quiere decir. Los que son espirituales
pueden evaluar todas las cosas, pero ellos mismos no pueden
ser evaluados por otros. Pues, «¿Quién puede conocer los
pensamientos del Señor? ¿Quién sabe lo suficiente para
enseñarle a él?». Pero nosotros entendemos estas cosas porque
tenemos la mente de Cristo.*
—1 Corintios 2:14-16 (NTV)

> **Consejo inteligente:** Lo que escuchamos y en lo que pensamos, cambia la estructura de nuestro cerebro.

Todos hemos enfrentado momentos en los que seguir el camino de Jesús nos ha parecido sin sentido. Cosas como, ¿amar a nuestros enemigos? ¿Poner la otra mejilla? ¿Perdonar a las personas que nos han ofendido o a los que amamos? Queremos hacer que la gente lo pague. Tiene más sentido que dejar que se salgan con la suya, ¿verdad? Se trata de ser justos, ¿no es cierto?

Pagar mal por mal, sin embargo, al final realmente nunca funciona. Puede convertirse en una espiral descontrolada si cada persona ataca al otro, y puede continuar durante años e incluso décadas. Justicia y violencia no son términos intercambiables. Podemos combatir el fuego con fuego, como dice el dicho, pero corremos el riesgo de quemarnos. De hecho, la amargura y la ira descontroladas pueden hacernos tanto daño a nosotros como a la persona a la que queremos darle su merecido.

Amar a los que son difíciles de amar puede parecer ridículo, pero si queremos ver un mundo distinto, uno donde el amor, la misericordia, la compasión, la humildad y la gracia sean los protagonistas, entonces tal vez reaccionar de una forma más amorosa tenga sentido. Quizá, en lugar de enviar los tanques podemos enviar a los mansos, los humildes y los pacificadores, y ver un resultado distinto y sorprendentemente maravilloso. ¡Con eso ya habríamos logrado mucho!

Día 21

Pero los que no son espirituales no pueden recibir esas verdades de parte del Espíritu de Dios. Todo les suena ridículo y no pueden entenderlo, porque solo los que son espirituales pueden entender lo que el Espíritu quiere decir. Los que son espirituales pueden evaluar todas las cosas, pero ellos mismos no pueden ser evaluados por otros. Pues, «¿Quién puede conocer los pensamientos del Señor? ¿Quién sabe lo suficiente para enseñarle a él?». Pero nosotros entendemos estas cosas porque tenemos la mente de Cristo.

—1 Corintios 2:14-16 (NTV)

> **Consejo inteligente:** Tenemos el poder de crear realidades usando nuestra mente. Podemos dar vida al mundo mediante nuestros pensamientos, sentimientos y decisiones. Tenemos la poderosa mente del Mesías, de Cristo.

Cuando decidimos seguir a Jesús, que es amor, con la ayuda del Espíritu Santo podemos comenzar a pensar de otra manera: con más amor. Tenemos "la mente de Cristo". Comenzamos a ver el mundo desde otro ángulo, plantamos esos pensamientos muy dentro de nuestra mente no consciente, y decidimos reaccionar de modo distinto. Cuanto más actuamos conforme a la sabiduría de Dios, y no como el mundo dice que deberíamos hacerlo, más pensamos y actuamos como Jesús.

Y, de repente, lo que no tenía ningún sentido empieza a tener algo de sentido. Comenzamos a entender que tenemos el poder para crear realidades de amor mediante lo que plantamos en nuestra cabeza, lo cual, a su vez, determina lo que decimos y hacemos. La "manera del mundo" ya no nos parece ser tan sabia, ya que tras miles y miles de años aún tenemos mucho sufrimiento, egoísmo y odio. Entendemos que algo tiene que cambiar. Vemos que hacer un mundo mejor comienza con nuestros pensamientos, sentimientos y decisiones. En esencia, aprendemos a volver a ser humanos; aprendemos a traer el cielo, y no el infierno, a la tierra.

Día 22

Venga tu reino.
Hágase tu voluntad en la tierra como en el cielo.
—Mateo 6:10

Consejo inteligente: Nuestros pensamientos cambian nuestro cerebro, afectando tanto nuestra salud como el mundo que nos rodea.

Somos obras maestras de Dios, creadas a su imagen. Estamos diseñados para reflejar su gloria en el mundo. Fuimos creados para traer el cielo a la tierra.

Todo esto suena maravillosamente grandioso, por supuesto, pero ¿cómo hacerlo? ¿Cómo traemos el cielo a la tierra, como dice el Padrenuestro? ¿Cómo lo materializamos en medio de nuestras actividades diarias?

Cuando comenzamos a pensar con la mente del Mesías, renovando nuestra mente y llevando los pensamientos cautivos con la ayuda del Espíritu Santo, cambiamos nuestra cosmovisión a una de amor: la cosmovisión del cielo. Al plantar esta manera de pensar en lo profundo de nuestra mente no consciente, dirigiendo nuestra atención a la Palabra y meditando en ella, cambiamos la estructura de nuestro cerebro en una dirección positiva. Esta transformación afecta nuestros futuros pensamientos, palabras y acciones, lo cual influye en nuestro entorno a medida que interactuamos con el mundo que nos rodea. En efecto, ¡traemos el cielo a la tierra! Ser verdaderamente humano significa esencialmente la colonización del mundo con la cultura del cielo, lo cual podemos hacer porque hemos sido creados a imagen de Dios.

Día 23

Y Dios creó al ser humano a su imagen; lo creó a imagen de
Dios; hombre y mujer los creó.
—Génesis 1:27

> **Consejo inteligente:** Nuestros pensamientos, palabras y acciones cambian el mundo que nos rodea. Fuimos creados para reflejar al mundo la imagen de un Dios magnífico y amoroso.

En casi todas las conferencias de iglesias donde hablo, oigo al menos a una persona decir con emoción que estamos "hechos a imagen de Dios". Ciertamente es una frase poderosa. Sin embargo, ¿qué significa exactamente en cuanto a nuestro modo de hablar y actuar? ¿Qué poder tienen nuestras palabras y acciones? ¿Qué poder tienen nuestros pensamientos, si son el fundamento de lo que hacemos y decimos?

Estamos diseñados para mostrar al mundo el amor de Dios; estamos diseñados para reflejar su imagen de amor al mundo y reflejar las alabanzas de la creación ante Dios. Somos sus "espejos angulares".[1] Cuando pensamos, sentimos y decidimos conforme a nuestro diseño, mostramos al mundo quién es Dios en verdad. Sin embargo, cuando albergamos constantemente pensamientos negativos, lo cual a su vez afecta nuestras palabras y acciones, no reflejamos la imagen de un Dios de amor al mundo, sino una imagen quebrada.

Por lo tanto, es increíblemente importante supervisar lo que pensamos, sentimos y decidimos. Tenemos el poder de decidir, al margen de lo que hayamos hecho o de lo que nos hayan hecho. Podemos decidir pensar como Dios, reflejar su imagen en nuestro mundo, viviendo así como Dios quiere que vivamos. Ser hechos a imagen de Dios es verdaderamente una verdad magnífica, ¡y un recordatorio tanto de nuestro poder como de nuestra responsabilidad!

Día 24

El que no ama no ha conocido a Dios,
porque Dios es amor.

—1 Juan 4:8 (NRSV), traducción libre

> **Consejo inteligente:** Estamos diseñados para el amor. Esta afirmación es conocida como tendencia optimista en la ciencia. Amar a otros forma parte de nuestro diseño natural, lo cual produce salud, sanidad y gozo.

La decisión es una parte integral del amor, ya que el amor no puede existir sin la libertad de elegir, y el amor de Dios hacia nosotros nos ha dado el poder de decidir. Tenemos el poder de escoger vida o muerte, bendiciones o maldiciones. Fuimos creados a imagen de Dios, "que es amor", pero aun así podemos decidir qué tipo de imagen queremos reflejar al mundo. Mediante los pensamientos que integramos en nuestro cerebro, los cuales moldean nuestros pensamientos, palabras y acciones futuras, creamos el tipo de mundo que queremos ver.

Tenemos que mirar dentro de nuestro ser interior: a la mente no consciente. ¿Qué tipo de cosmovisión tenemos plantada ahí? ¿Tiene que cambiar? ¿Fallamos a la hora de amar a otros? ¿Conocemos verdaderamente al Creador, cuya imagen de amor portamos? ¿Nos sentimos mal con nosotros mismos, mentalmente y físicamente? En mi caso, sé que no siempre actúo con amor (especialmente cuando las filas del supermercado son largas ¡y la persona en la caja tarda años!).

Sin embargo, cuando decidamos llevar nuestros pensamientos cautivos y renovar nuestra mente, activando el diseño de nuestro cerebro y cuerpo, que está preparado para el amor, aprenderemos a actuar y reaccionar con amor. Como resultado, abrazaremos nuestra verdadera identidad como portadores de la imagen de un Dios que es amor. Nos sentiremos en paz en nuestro interior, lo cual nos proporcionará una rica y honda sensación de bienestar físico y mental; estamos actuando como debemos, porque estamos hechos para amar.

Día 25

En verdad, él no está lejos de ninguno de nosotros, "puesto que en él vivimos, nos movemos y existimos". Como algunos de sus propios poetas han dicho:
"De él somos descendientes".
—Hechos 17:27-28

> **Consejo inteligente:** La consciencia sostiene el universo: la mente de Dios, o el *logos*, la consciencia suprema, es la fuente de toda la existencia. Como Dios es amor, todo el mundo está diseñado para el amor y unido en amor.

Como mencioné en la introducción a estas lecturas, las partículas elementales como los átomos y los electrones no son "cosas" necesariamente. Estas partículas forman un mundo de posibilidades, que se convierten en realidades mediante las decisiones del observador. Esencialmente, toda la realidad es una construcción de la mente del observador, y como Dios siempre está observando y siempre está presente, Él es la realidad suprema. Por medio de Él existen todas las cosas.

Si Dios es amor, como vimos ayer, entonces el amor apuntala el universo. El amor es la razón por la que "vivimos, y nos movemos y existimos". Cuando actuamos según este diseño de amor, experimentamos a Dios de una forma personal y maravillosa, y llegamos a conocer al Creador, cuya imagen llevamos y reflejamos. Actuamos según nuestro diseño natural diseñado para el amor, ¡el componente clave para un estilo de vida saludable!

Día 26

No hay fidelidad, ni bondad ni conocimiento de Dios en tu tierra.
Haces votos y los rompes; matas, robas y cometes adulterio. Hay
violencia en todas partes: un asesinato tras otro. Por eso la tierra
está de luto y todos desfallecen. Hasta los animales salvajes y las
aves de los cielos y los peces del mar desaparecen.
—Oseas 4:1-3 (NTV)

> **Consejo inteligente:** Vivimos en un mundo entrelazado. Lo que pensamos, decimos y hacemos no solo nos afecta a nosotros, sino también a todos y a todo lo que nos rodea.

Casi cada día leo algo sobre el cambio climático. Me recuerda el impacto tan grande que ejercemos sobre el mundo. Lo que hacemos tiene un efecto dominó. Nuestros pensamientos, palabras y acciones afectan a las personas que conocemos y amamos, y todo lo que nos rodea. La física cuántica describe esta interdependencia como "entrelazamiento". El entrelazamiento se encuentra a lo largo de toda la Biblia. Somos mayordomos del mundo y tenemos la responsabilidad de reflejar a la creación la imagen de ese Dios amoroso.

Sin embargo, si no actuamos como administradores responsables, "la tierra está de luto". Animales, aves, peces y todo ser viviente sufren por la avaricia, violencia y corrupción humana. Piensa en las guerras. ¿Qué le ocurre a la tierra? Piensa en la avaricia humana. ¿Cómo afecta a los desastres naturales? Por lo tanto, es increíblemente importante que supervisemos lo que pensamos, lo cual forma nuestra mentalidad: la manera en que vemos el mundo e interactuamos con él. Fuimos creados para traer el cielo, y no el infierno, a la tierra. Tenemos que pensar en cómo podemos relacionarnos con el mundo de una forma buena y productiva.

Día 27

La creación aguarda con ansiedad la revelación de los hijos de Dios, pues fue sometida a la frustración, no por su propia voluntad, sino por la del que así lo dispuso. Pero queda la firme esperanza de que la creación misma ha de ser liberada de la corrupción que la esclaviza, para así alcanzar la gloriosa libertad de los hijos de Dios.
—Romanos 8:19-21 (NVI)

Consejo inteligente: La mente es poderosa: los pensamientos son las raíces de las palabras y acciones, las cuales pueden cambiar el mundo para bien o para mal.

Vivimos en un mundo entrelazado, así que lo que pensamos, sentimos y decidimos afecta toda la creación. Portamos la imagen de Dios, así que somos responsables de cómo administramos esa imagen; somos responsables de cómo usamos la capacidad de elección que Él nos ha dado.

Cuando pecamos, que en esencia significa "errar el blanco/ la diana" en cuanto a ser humano, no usamos sabiamente su imagen, y nuestras decisiones tóxicas producen "corrupción y esclavitud" en todo el mundo.[1] La vida está "sometida a la frustración" porque hemos abandonado la gloria de nuestro Creador.

Cuando decidimos seguir al Mesías, sin embargo, pensando con su mente y aceptando un estilo de vida de amor, reflejamos la gloria de Dios al mundo. Sin duda, la creación "aguarda con ansiedad" que finalmente nos compongamos y comencemos a actuar como los seres humanos deben actuar, como administradores sabios que portan la gloria. Por lo tanto, es imperativo que cambiemos nuestra manera de pensar, para que verdaderamente podamos ser maravillosamente humanos.

Día 28

*Pues a Dios, en toda su plenitud, le agradó vivir en Cristo, y
por medio de él, Dios reconcilió consigo todas las cosas. Hizo la
paz con todo lo que existe en el cielo y en la tierra, por medio de
la sangre de Cristo en la cruz.*

—Colosenses 1:19-20 (NTV)

> **Consejo inteligente:** Nuestros pensamientos, palabras y acciones tienen el poder de crear realidades, que es literalmente el poder del "génesis".

Creo que una de las ideas más tristes que tienen algunos cristianos es el deseo de llegar pronto al cielo, ya que la tierra igualmente va a ser destruida. Ven el apocalipsis como algo terrible: lagos de fuego, dolor interminable, desastres y todo tipo de horrores. La palabra *apocalipsis*, sin embargo, significa tan solo "revelación".[1] Así como se rasgó el velo cuando murió Jesús, el velo entre el cielo, la realidad de Dios y la tierra, será retirado, y veremos la creación como siempre se debería haber visto.

Eso no significa que no podamos ver el cielo sobre la tierra ahora mismo, en el presente. Como Pablo destaca en Colosenses 1, todas las cosas "en el cielo y en la tierra" han sido reconciliadas con Dios por medio del Mesías. El reino de Dios es "ahora, pero todavía no".[2] Cuando Jesús resucitó, venció a la muerte, al miedo, a las cosas terribles de nuestro mundo. Estamos viviendo en la fase intermedia de victoria y culminación, y todo lo que pensamos, decimos o hacemos será para el reino o no. Nuestros pensamientos, palabras y acciones del presente tienen una importancia eterna. Servimos a Dios para que su reino sea revelado en el presente: en el *ahora*. Realmente tenemos que pensar, decidir y sentir de forma muy sabia, ¡porque creamos realidades en el presente mediante nuestros pensamientos!

Día 29

Tuyos, oh Señor, son la grandeza, el poder, la gloria, la victoria
y la majestad. Todo lo que hay en los cielos y en la tierra es
tuyo, oh Señor, y este es tu reino. Te adoramos como el que está
por sobre todas las cosas.
—1 Crónicas 29:11 (NTV)

Consejo inteligente: Todo el mundo está diseñado para el amor.

El mundo fue creado por un Dios que es amor. Estamos hechos a imagen de un Dios que es amor, con el encargo de cuidar de su creación. Lo que pensamos y, por lo tanto, lo que decimos y hacemos, está diseñado para reflejar el amor de Dios al mundo, ya que el mundo es suyo. ¡El fundamento de todo el mundo es el amor!

Sir Roger Penrose, un matemático de Oxford, ha creado cálculos complejos que indican que el amor está incrustado en el espacio-tiempo en forma de "ingrediente".[1] Cuando los humanos decidimos, podemos acceder a estos ingredientes de amor para pensar y actuar en amor mediante lo que decimos y hacemos. Sin embargo, mediante nuestras decisiones también podemos distorsionar estas probabilidades basadas en el amor y producir toxicidad en nuestro entorno.

Es nuestra obligación decidir sabiamente. Se nos ha encomendado traer el cielo a la tierra. Lo que pensamos, decimos y hacemos tiene repercusiones globales. Tenemos que pensar más allá de "mí, yo, y para mí" y preguntarnos: *¿Cómo se ve el amor en comunidad y en una perspectiva global?*

Día 30

*Porque a todo el que tiene se le dará más
y tendrá en abundancia. Al que no tiene hasta
lo que tiene se le quitará.*
—Mateo 25:29

Consejo inteligente: La capacidad de pensar y crear con nuestros pensamientos no es solo un regalo sino también una responsabilidad; los pensamientos son las raíces de nuestras palabras y acciones, lo cual produce fruto en nuestra vida.

Deberíamos tomarnos en serio nuestro papel como administradores de la creación. Como en la parábola de los talentos, Dios nos ha dado el mundo para que lo cuidemos, y cuando Él regrese nos preguntará cómo hemos administrado no solo nuestras vidas, sino también su hermoso mundo.

Si Jesús estuviera delante de ti hoy, ¿qué dirías sobre la administración que has hecho de tu espíritu, mente, cerebro, cuerpo, y el mundo en el que vivimos? ¿Tomas lo que necesitas y usas lo que tienes para tu propio placer o para la gloria de Dios? Tu manera de vivir tu vida es un reflejo de cómo amas a Dios.

Día 31

*El Señor es bueno con todos; desborda compasión
sobre toda su creación.*
—Salmos 145:9 (NTV)

Consejo inteligente: Como seres dotados de sentidos, tenemos que decidir todos los días cuidar y tener compasión no solo de nuestra mente y de nuestro cuerpo, sino también de todo el mundo.

Dios cuida *todo* lo que ha creado. Su amor por la creación se refleja a lo largo de toda la Biblia. Como seres humanos creados a imagen de este Dios amoroso, compasivo y misericordioso, debemos tener compasión de toda la creación. Como seres humanos, tenemos que pensar en cómo afectan al mundo que nos rodea tanto nuestros pensamientos como nuestras palabras y acciones, y cómo podemos reflejar el glorioso amor de Dios al mundo.

Es fácil quedarse sentado y quejarse por lo mal que está el mundo, pero como los sumos sacerdotes de la creación no podemos permitirnos el lujo de gastar nuestra vida quejándonos por cómo deberían ser las cosas. Estamos diseñados para reflejar el perfecto amor de Dios al mundo con nuestro pensamiento. Tenemos el poder de dar vida. Se nos pedirá que demos cuentas de cómo usamos este poder.

Día 32

Del Señor es la tierra y todo cuanto hay en ella, el mundo y
cuantos lo habitan; porque él afirmó la tierra sobre los mares,
la estableció sobre los ríos.
—Salmos 24:1-2

Consejo inteligente: Vivimos en un mundo entrelazado que tiene el amor como su realidad básica.

Ciertamente es hermoso pensar que somos hijos e hijas del Dios Altísimo. En cada conferencia a la que voy, al menos una persona canta sobre "los hijos de Dios" y los "hijos e hijas del Rey". Pero ¿qué significa en realidad ser hijos de Dios? ¿Cómo cambia la manera en que vivimos nuestra vida?

Dios lo creó todo, todo le pertenece a Él. Como sus hijos, sus sumos sacerdotes, estamos llamados a reflejar la gloria del Padre al mundo cuidando de lo que es suyo. Somos llamados a reunir en Él las alabanzas de su creación.[1] Pero si nuestro pensamiento es tóxico, no podemos reflejar el amor de Dios al mundo. Si no renovamos nuestra mente, no podemos cambiar nuestra vida, ni la vida de ninguno de quienes nos rodean. No podemos ser verdaderamente hijos de Dios a menos que amemos lo que Dios ama.

Día 33

En sus manos está la vida de todo ser vivo y el aliento que anima a todo ser humano.
—Job 12:10

Consejo inteligente: La compasión y el amor sanan el cerebro y el cuerpo. Esta compasión y amor son cosas que activamos mediante nuestras decisiones.

Ya que todo fue creado en Dios y a través de Dios, la creación depende del amor sustentador de Dios. Esto significa que Dios mismo sostiene los contenidos de la consciencia o la mente. Dios es la fuente de toda consciencia; Él es verdad; Él es la consciencia suprema.

Como personas portadoras de la imagen de esta consciencia, tenemos un efecto particular y duradero sobre el mundo, sobre los demás, y sobre nosotros mismos. No puedo enfatizarlo más: fuimos creados para reflejar la gloria de Dios al mundo y reflejar las alabanzas de la creación de nuevo a Dios, pero no podemos hacerlo con todo nuestro potencial si nuestra vida es un desastre.

Entonces, ¿cómo cambiamos? ¿Cómo sanamos? El verdadero amor engendra compasión, y estas dos cosas tienen el poder de sanar no solo el mundo, sino también nuestro propio cerebro y cuerpo. Cuando aceptamos el estilo de vida de Jesús amoroso y compasivo, transformamos nuestra mente y nuestro cuerpo, sanándonos y prolongando nuestra esperanza de vida. Esto es verdaderamente la gracia de Dios en acción.

Día 34

Yo establezco mi pacto con ustedes, con sus descendientes y con todos los seres vivientes que están con ustedes, es decir, con todos los seres vivientes de la tierra que salieron del arca: las aves, y los animales domésticos y salvajes.
—Génesis 9:9-10

> **Consejo inteligente:** Lo que creemos afecta cómo pensamos, hablamos y actuamos.

Después del diluvio en el Génesis, Dios hizo un pacto con *todo* el mundo. Prometió que no volvería a destruir la creación; Él cuida de cada ser vivo. Como seres humanos creados a imagen de Dios y como receptores de su pacto, que se cumplió con la venida de Jesús, nosotros también tenemos la responsabilidad de cuidar de todos los seres vivos.

También es importante recordar por qué Dios envió el diluvio en un primer momento: por el pecado, o "errar al blanco", del ser humano. En ese entonces, los seres humanos olvidaron conforme a qué imagen habían sido creados, decidiendo amar a sus ídolos, destruir el mundo, y traer el infierno a la tierra al perseguir sus deseos a pesar del costo. Si verdaderamente queremos ser parte del pacto de Dios, tenemos que decidir diariamente traer el cielo a la tierra con nuestros pensamientos, palabras y acciones. Tenemos que decidir renovar nuestra mente, actuar con amor, llevar cautivos los pensamientos negativos, y dejar que el Espíritu Santo guíe nuestra mente, todo lo cual modela el modo en que interactuamos con el mundo.

Día 35

Tienes seis días en la semana para hacer tu trabajo habitual, pero el séptimo día dejarás de trabajar. Así tu buey y tu burro podrán descansar.
—Éxodo 23:12 (NTV)

Consejo inteligente: Como cualquier ser vivo, necesitamos descansar.

En nuestro mundo moderno, cesar nuestra actividad diaria es casi una idea revolucionaria. Nuestra cultura nos dice: *más, más, más*. Necesitamos más dinero, más automóviles, más casas, más vacaciones, más ropa, más tiempo. Se trata del consumo, incluso el consumo de seres humanos (piensa en el tráfico humano).

En el reino de los cielos, sin embargo, se trata de administrar. Los administradores sabios no solo toman del mundo o incluso de sí mismos, sino que dan. Responden con amor, entienden que la cantidad no lo es todo, y reconocen la necesidad de descansar, no solo ellos mismos sino también todo ser viviente, incluyendo "tu buey y tu burro".

Como portadores de la imagen de Dios, tenemos que ser conscientes de la forma en que nos tratamos y la forma en que tratamos el mundo creado. Tenemos que meditar en *cómo pensamos* acerca de la creación. Contrariamente a lo que puedan decir los imperios del mundo, no todo se trata de "mí, me y yo" o de "más, más, más". La idea del descanso es importante porque nos enseña no solo a descansar en el sentido moderno, sino también a *respetar* a cada ser vivo, incluyendo nuestro cerebro y cuerpo, que están diseñados para descansar.

Día 36

Pero el día del Señor llegará tan inesperadamente como un ladrón. Entonces los cielos desaparecerán con un terrible estruendo, y los mismos elementos se consumirán en el fuego, y la tierra con todo lo que hay en ella quedará sometida a juicio.
—2 Pedro 3:10 (NTV)

> **Consejo inteligente:** Nuestra mente es lo más poderoso del universo después de Dios.

Muchas personas piensan que, cuando regrese Jesús, la tierra será consumida por el fuego y todo volverá a ser nuevo. Por desgracia, esa idea se basa en una mala traducción que hacen algunas versiones de 2 Pedro 3:10. La tierra no arderá, sino que "será sometida a juicio", "expuesta" o "vaciada". La palabra griega aquí viene de la palabra usada para *fundición*, un lugar donde los metales son tratados con fuego para eliminar las impurezas.[1] Básicamente, todo lo malo que no provenga del amor será quemado y desaparecerá, pero todo lo bueno, hermoso y verdadero permanecerá. La tierra que conocemos y que muchos amamos se va a quedar aquí, solo que será más perfecta de lo que podamos imaginar.

Por lo tanto, tenemos que ser cuidadosos en cuanto a cómo tratamos no solo a otras personas, sino también toda la creación. Tenemos que renovar nuestra mente a diario, porque nuestras decisiones tienen el poder de la vida y de la muerte. Traemos a la tierra el cielo o el infierno.

Y ciertamente es alentador recordar que los pensamientos basados en el amor que establecemos en nuestra mente, y el buen fruto que producen en nuestra vida, tienen una importancia eterna; ¡no arderán en la nueva creación!

Día 37

A quien de cierto es necesario que el cielo reciba hasta los tiempos de los que Dios habló mediante la boca de sus santos profetas de tiempo antiguo, el tiempo cuando Dios restaurará todas las cosas.
—Hechos 3:21 (NRSV), traducción libre

Consejo inteligente: Es posible sanar la mente, el cerebro y el cuerpo. Podemos volver a relatar nuestra historia y cambiar nuestro futuro. Podemos cambiar el impacto que el pasado ha tenido sobre nosotros. Esto se llama causalidad retroactiva en física cuántica.

A veces, al mirar el mundo que nos rodea, o incluso al mirar nuestra propia vida, nos da la impresión de que las cosas nunca cambiarán. El mundo siempre será un desastre, y nuestra vida siempre será un desastre. Siempre estaremos enfermos, cansados y tristes.

Pero puedes decidir creer que todo se quedará siempre igual, o puedes decidir creer que las cosas pueden cambiar. Ese cambio es posible. Puedes decidir creer en la promesa de Dios de que restaurará "todas las cosas" debajo del cielo y de la tierra. Dios puede restaurar, y lo hará, tu propia vida y el mundo que te rodea. La verdadera sanidad no solo es posible con Dios; ¡es algo que ha prometido! Recuerda que Dios no está atado por el tiempo; los ingredientes de tu futuro ya existen.

Sin embargo, tienes que decidir creer que esta sanidad es posible. Tú decides qué tipo de mundo quieres para vivir; tú decides qué tipo de realidad vas a crear. Puedes volver a relatar tu historia; no estás atado por tu pasado.

Día 38

Porque se llenará la tierra con el conocimiento de la gloria del Señor así como las aguas cubren los mares.
—Habacuc 2:14

Consejo inteligente: Modelas tu mundo con tus pensamientos.

¿Alguna vez te has preguntado cómo será todo al final? ¿Cómo será el mundo cuando regrese el rey Jesús? Siempre que piensas, actúas y hablas en amor, y siempre que recibes amor, experimentas una parte de la gloria de Dios, un momento del cielo en la tierra.

Pero ¿cómo? ¿Por qué? Somos portadores de la imagen de Dios. Estamos diseñados para reflejar su gloria al mundo a través de lo que pensamos, decimos y hacemos. Sin embargo, solo podemos reflejar la gloria de Dios si nuestra mente es renovada y transformada en el "conocimiento" de su amor. Cuando renovamos nuestra mente somos capaces de traer el cielo a la tierra, sanando comunidades y cubriendo el mundo con su gloria, ¡"como las aguas cubren los mares"! Podemos vivir en el presente e imaginar el futuro, un futuro donde todo será hermoso, puro y bueno bajo Dios. Esta es nuestra esperanza, que es eterna: un mundo saturado del perfecto amor del Creador.

Día 39

El Señor volverá a consolar a Israel y tendrá piedad de sus ruinas. Su desierto florecerá como el Edén, sus lugares desolados como el huerto del Señor. Allí se encontrarán gozo y alegría; los cantos de gratitud llenarán el aire.

—Isaías 51:3 (NTV)

> **Consejo inteligente:** Todo lo que pensamos, decimos o hacemos, cambia nuestro mundo. Los pensamientos son cosas reales, están hechos de proteínas. Los pensamientos no son solo "aire caliente".

Dios promete sanarnos y consolarnos no solo a nosotros, sino también a todo el mundo. Él escucha el clamor de toda cosa viviente, y promete sanar su dolor, llevando "gozo y alegría" a toda la creación: a través de nosotros. Esta es la responsabilidad de tener una mente poderosa que puede efectuar el cambio. Somos agentes de cambio poderosos que pueden activar el amor, lo cual trae sanidad al mundo.

Como hijos de Dios, como agentes de este amor perfecto, tenemos la tarea de llevar su consuelo a todos y a todo. Tenemos la tarea de usar nuestros pensamientos, y por lo tanto nuestras palabras y acciones, como herramientas de cambio, trayendo el cielo a la tierra cada hora de cada día.

Día 40

*Dios el Señor tomó al hombre y lo puso en el jardín del Edén
para que lo cultivara y lo cuidara.*
—Génesis 2:15

> **Consejo inteligente:** La manera en que tratamos el mundo que nos rodea refleja la cosmovisión que hemos desarrollado en nuestra mente.

Si lo que decimos y hacemos es un reflejo de lo que hemos desarrollado en nuestra mente, la manera en que "cuidamos" la creación refleja cómo vemos tanto nuestro papel como seres humanos así como la forma en que vemos a nuestro Creador. Dios nos creó para ser administradores del mundo: para cultivar y cuidar el jardín, y para usar nuestro libre albedrío para beneficio de todo el mundo haciendo de él un lugar hermoso y lleno de vida y amor.

Sin embargo, cuando usamos mal el regalo de la mayordomía, o cuando consumimos la creación en lugar de cuidarla, llevamos muerte y destrucción al mundo. Nuestra mente es poderosa; podemos traer el cielo o el infierno a la tierra. Tenemos que aceptar seriamente la responsabilidad que conlleva tener una mente poderosa, y preguntarnos todos los días: *¿estoy reflejando la gloria de Dios al mundo?* ¿Perdurarán nuestros pensamientos, palabras y acciones hasta la nueva creación, o por el contrario se quemarán?

Día 41

*No se dejen engañar: nadie puede burlarse de la justicia de
Dios. Siempre se cosecha lo que se siembra.*
—Gálatas 6:7 (NTV)

> **Consejo inteligente:** Te conviertes en aquello en lo que más piensas. La
> manera en que decides usar tu poderosa mente tiene consecuencias. En ciencia,
> este principio se llama "eficacia causal".

Lo que más crece es aquello en lo que más piensas, modelando la forma en que ves e interactúas con tu entorno. Esto es tu "amor" en acción. Cuando te enfocas en algo de modo constante e intencional, lo amas y lo "adoras", dándole poder sobre tu mente y tu vida. Como afirma el físico cuántico Henry Stapp:

> Las decisiones libres que toman los jugadores humanos se pueden ver como versiones en miniatura de las decisiones que parecen necesitarse en la creación del universo… Esta situación concuerda con la idea de un Dios poderoso que crea el universo y sus leyes para dar comienzo a las cosas, pero después lega parte de su poder a seres creados a su propia imagen, al menos con respecto a su poder para tomar decisiones físicamente eficaces en base a la razón y las evaluaciones.[1]

Las semillas que plantas en tu cabeza determinarán el tipo de decisiones que tomas y lo que cosechas en tu vida, independientemente de cuáles sean tus circunstancias. Tienes el poder de escoger qué tipo de realidad quieres crear con tus pensamientos: una basada en el hermoso amor del cielo, o una basada en las mentiras tóxicas del enemigo.

Día 42

En conclusión, ya sea que coman o
beban o hagan cualquier otra cosa,
háganlo todo para la gloria de Dios.
—1 Corintios 10:31

Consejo inteligente: Estamos diseñados para pensar, hablar y actuar de una forma que optimice el amor.

Nuestro cerebro, cuerpo, y el mundo que nos rodea fueron creados por un Dios que es amor, un Dios cuya gloria es el amor. Recuerda que estamos diseñados para actuar y reaccionar con amor verdadero; estamos diseñados, como portadores de la imagen de Dios para reflejar su gloria al mundo.

Este amor debiera caracterizar cada área de nuestra vida: desde lo que decidimos comer hasta las personas que escogemos como nuestros amigos o dónde decidimos trabajar. Deberíamos pedirle al Espíritu Santo todos los días que guíe nuestros pensamientos, nuestras palabras y nuestras acciones, saturando nuestras comunidades con la cultura del cielo. Este tipo de amor hace que verdaderamente el mundo continúe.

Día 43

Pero si mi pueblo, que lleva mi nombre, se humilla y ora, busca
mi rostro y se aparta de su conducta perversa, yo oiré desde el
cielo, perdonaré sus pecados y restauraré su tierra.
—2 Crónicas 7:14 (NTV)

Consejo inteligente: Nuestro cerebro y nuestro cuerpo prosperan en un entorno de amor.

El mundo, cierto es, está lleno de problemas. Hay mucho dolor, sufrimiento, enfermedad y pobreza. A veces parece que no cambiará nada, como si los problemas que enfrentamos no tuvieran solución.

Pero hay *esperanza*. Tenemos la poderosa habilidad de decidir en qué queremos pensar y, por lo tanto, qué queremos decir y qué queremos hacer. Podemos ser agentes de cambio increíbles; podemos decidir seguir al Mesías, renovar nuestra mente y participar en su restauración de *todas* las cosas bajo el cielo y sobre la tierra. La ciencia, como mencioné al comienzo de este libro, nos muestra el *cómo* operar en un amor verdadero o distorsionado, y el impacto de operar en amor verdadero o distorsionado. Podemos ser parte de la misión de rescate de Dios para sanar la tierra y a sus habitantes.

Sin duda alguna, al servir a nuestra comunidad en amor sanamos nuestra mente. El amor es la fuerza de sanidad más poderosa. El verdadero amor no es solo un milagro sino que también crea milagros; el verdadero amor tiene un efecto bola de nieve de "pasar la bola". Es la clave para una vida de felicidad, salud y paz para todos y para todo.

Día 44

¡Miren que vengo pronto! Traigo conmigo mi recompensa y le
pagaré a cada uno según lo que haya hecho.
—Apocalipsis 22:12

Consejo inteligente: No puedes escapar de tus pensamientos porque están establecidos en tu cerebro. Aquello en lo que más pienses, crece y obtiene la suficiente energía cuántica para afectar tu siguiente decisión y tu conducta.

Los pensamientos no son solo pensamientos. Son las semillas que plantas en tu vida; son la realidad que decides abrazar; son la raíz de cada una de tus acciones y palabras. Tú, con tu mente brillante y creativa, determinas lo que piensas, lo que dices, lo que sientes y lo que haces. No vives en una matriz. Eres libre de pensar y de ser.

Cuando decides plantar semillas saludables en tu mente, cosechas una vida saludable; y viceversa. Por supuesto, decidir vivir una vida de amor no significa que tu vida será perfecta y que estará libre de montañas que escalar, ya que en muchos casos no controlas lo que te sucede. Sin embargo, puedes controlar *cómo* reaccionar a la vida plantando semillas de amor en tu mente.

Recuerda: tus reacciones modelarán tu realidad. Como seres humanos, no podemos escapar del poder y la responsabilidad de las decisiones.

Día 45

Ustedes deberán obedecer todos mis decretos y ordenanzas.
No deben cometer ninguno de estos pecados detestables. Esto
es aplicable tanto para los israelitas de nacimiento como para
los extranjeros que viven entre ustedes. Todas estas actividades
detestables las practican los pueblos de la tierra adonde los
llevo, y de esta manera la tierra se contaminó. Así que no
contaminen la tierra ni le den motivos para que los vomite de
ella, así como vomitará a los pueblos que viven allí ahora.
—Levítico 18:26-28 (NTV)

> **Consejo inteligente:** Tratamos a nuestro prójimo según lo que creemos, lo cual afecta no solo a otras personas, sino también a nuestro propio cerebro y cuerpo.

Si pensamos constantemente en nuestros propios deseos y necesidades, hacemos que nuestro dios sea nuestra propia imagen. Sacrificamos las necesidades y los deseos de otras personas, de cada ser vivo, a este dios, "contaminando" la imagen de amor en la que fuimos creados, llevando destrucción y dolor al mundo y a nuestro propio cerebro y cuerpo.

Si, por el contrario, renovamos nuestra mente y cambiamos nuestra mentalidad, viendo el mundo como la hermosa creación de Dios y tratando a otros como seres valiosos y dignos, sanamos el mundo y a nosotros mismos. Los estudios han indicado que al ayudar a otros aceleramos nuestra propia sanidad en más de un 60 por ciento. Redescubrimos nuestra verdadera naturaleza de seres humanos creados a imagen de un Dios amoroso, compasivo y maravilloso, y entramos en nuestro yo perfecto y completo.

Día 46

No contaminarán la tierra donde vivan, y donde yo también
habito, porque yo, el Señor, vivo entre los israelitas.
—Números 35:34

> **Consejo inteligente:** La forma en que tratamos el mundo en que vivimos está afectada por nuestros pensamientos, los cuales forman nuestra actitud y cosmovisión.

Dios siempre está atento: Él ve todo y sostiene todo lo que existe como *logos*. Él estaba ahí antes del inicio del tiempo; a través de Él y mediante su amor llegó a existir todo el mundo. Él es omnipresente; Él conoce nuestros pensamientos más íntimos, cada una de nuestras palabras; y Él habita entre nosotros.

Deberíamos renovar constantemente nuestra mente, llevando cautivos nuestros pensamientos y escogiendo el amor, ya que estamos diseñados para el amor. Estamos diseñados para sintonizar con la realidad divina de Dios que habita entre nosotros. Estamos diseñados para anclarnos al amor de Dios.

Si no actuamos con amor y respeto hacia toda la creación, no solo nos contaminamos a nosotros mismos, sino también la tierra. Si ignoramos nuestro diseño orientado al amor, olvidamos verdaderamente quiénes somos, escogiendo neciamente y creando dolor y caos en el mundo. Piensa en los efectos del cambio climático originado por el hombre, por ejemplo, y su impacto en todo ser vivo a una escala global.

Sin embargo, si escogemos seguir al Mesías construimos una relación con Dios, convirtiéndonos en nuestro verdadero yo y cambiando el mundo para mejor. Traemos con ello la cultura y belleza del cielo a la tierra, creando pequeños Edenes dondequiera que vivimos.

Día 47

Cuando llegamos a Macedonia, no hubo descanso para nosotros. Enfrentamos conflictos de todos lados, con batallas por fuera y temores por dentro.
—2 Corintios 7:5 (NTV)

Consejo inteligente: El estrés puede ser bueno para nosotros si decidimos reaccionar correctamente a las circunstancias de la vida.

Si estoy diseñado para el amor, no puedo sentir ninguna emoción negativa, ¿verdad? No puedo estresarme, preocuparme o tener miedo, ¿cierto? Todo el mundo da por hecho que siempre estoy feliz y soy bueno todo el tiempo, ¿verdad? ¡Claro que no! Puedes ver que incluso el apóstol Pablo tuvo "conflictos de todos lados" a veces. La vida en verdad puede ser muy difícil y estresante, con muchas "batallas por fuera y temores por dentro".

La clave para conseguir que el estrés actúe a tu favor es lo que yo llamo "perder los papeles en la zona del amor". El estrés puede ser bueno para nosotros, dependiendo de cómo reaccionemos al problema que enfrentamos. En lugar de enterrar nuestras emociones —lo cual es dañino para nuestra salud— tenemos que aprender a lidiar con ellas, tenemos que ver nuestro problema con los ojos de Dios. Si tenemos la mente del Mesías, no tenemos que abrumarnos ante lo que enfrentemos. Vemos el desafío, pero sabemos que Dios es mayor que ese reto o que cualquier reto que podamos enfrentar. Sabemos que nuestras mentes son suficientemente poderosas para manejar lo que salga a nuestro encuentro.

Día 48

No entiendo lo que me pasa, pues no hago lo que quiero,
sino lo que aborrezco.
—Romanos 7:15

Consejo inteligente: Se necesita tiempo y esfuerzo para cambiar nuestra manera de pensar, sentir y decidir.

Creo que todos, en algún momento de nuestra vida, nos sentimos como la persona de la que habla el apóstol Pablo en Romanos 7. Estamos desesperados por hacer lo correcto, pero fallamos una y otra vez. ¿Cómo cambiamos? ¿Cómo encontramos la fuerza para cambiar? ¿Alguna vez mejorarán las cosas?

Siempre es importante recordar que el verdadero cambio toma tiempo y bastante esfuerzo. Se necesitan veintiún días para formar un recuerdo a largo plazo y rediseñar las sendas neuronales, y otros cuarenta y dos días para dar a estas nuevas redes de pensamiento la energía suficiente para convertirse en un hábito que impacte tu conducta. La mayoría de las personas se rinden solo después de cuatro o cinco días, porque no saben o no entienden la ciencia para conseguir un cambio eficaz y duradero. ¡Pero no tiene por qué sucederte eso a ti! ¡No te rindas, y "corre la carrera" durante al menos sesenta y tres días! Sigue recordándote que el cambio observable tarda hasta sesenta y tres o incluso ochenta y cuatro días, y con cada día que pasa, ¡la estructura de tu cerebro está siendo transformada para mejor!

Día 49

Pero recibirán poder cuando el Espíritu Santo descienda sobre
ustedes; y serán mis testigos, y le hablarán a la gente acerca de
mí en todas partes: en Jerusalén,
por toda Judea, en Samaria y hasta los
lugares más lejanos de la tierra.
—Hechos 1:8 (NTV)

Consejo inteligente: Con la ayuda y guía del Espíritu Santo, podemos cambiar la estructura de nuestro cerebro.

Lo grandioso de seguir al Mesías es que no tenemos que hacerlo solos. Él nos ha dado al Espíritu Santo para ayudarnos a renovar nuestra mente y cambiar nuestra vida, para que verdaderamente podamos ser sus testigos "hasta los lugares más lejanos de la tierra", trayendo el cielo a la tierra mediante nuestros pensamientos, palabras y acciones. El Espíritu Santo es el aliento del cielo en la tierra, lo cual me gusta llamar "lo amoroso", a lo que accedemos mediante nuestras decisiones.

Al margen de lo que hayas vivido o estés viviendo, el Espíritu Santo puede ayudarte si decides permitir que te ayude. Él puede darte la fuerza que necesitas para renovar tu mente, llevar tus pensamientos cautivos y cambiar la estructura de tu cerebro, sanando tu pasado, dándote esperanza para el futuro y un profundo sentimiento de bienestar.

Día 50

Los que viven conforme a la carne fijan la mente en los deseos de la carne; en cambio, los que viven conforme al Espíritu fijan la mente en los deseos del Espíritu.
—Romanos 8:5

Consejo inteligente: Aquello en lo que más te enfoques, crecerá.

El Espíritu Santo no nos fuerza a escucharlo. Como sigo reiterando: tenemos que decidir diariamente dejarle que nos ayude y nos guíe. Tenemos que decidir "fijar la mente" en lo que Él está diciendo, en "los deseos del Espíritu", viendo el mundo mediante los ojos amorosos de Dios. El amor demanda gran libertad; la decisión nos da esa libertad, y a la vez la decisión tiene consecuencias inevitables.

Recuerda: aquello en lo que más pensemos crece y determina el curso de nuestros pensamientos, palabras y acciones: el curso de nuestra vida. Cuando decidimos con nuestra mente escuchar y seguir al Espíritu Santo, nuestra vida cambia para mejor al aprender a ser cada vez más semejantes al Mesías, reflejando la gloria de Dios al mundo. Con la libertad del amor viene también la gran responsabilidad de escoger bien, razón por la cual necesitamos escuchar al Espíritu de Dios.

Día 51

Le pido que, por medio del Espíritu y con el poder que procede de sus gloriosas riquezas, los fortalezca a ustedes en lo íntimo de su ser, para que por fe Cristo habite en sus corazones. Y pido que, arraigados y cimentados en amor, puedan comprender, junto con todos los creyentes, cuán ancho y largo, alto y profundo es el amor de Cristo. En fin, que conozcan ese amor que sobrepasa nuestro conocimiento, para que sean llenos de la plenitud de Dios.
—Efesios 3:16-19

Consejo inteligente: Estamos diseñados para estar en comunicación constante con el Espíritu de Dios, quien es amor. Estamos diseñados para ser consumidos por el amor, que activa nuestro cerebro y nos permite actuar en plenitud.

Todos tenemos "zonas de incomodidad", momentos en los que sabemos en lo más profundo de nuestro ser que algo no va bien. Podría ser un parpadeo de consciencia, el latido fuerte de tu corazón y bombeo de adrenalina, o un conflicto en tu mente cuando decides. Tal vez se trate de algo que alguien dijo o hizo, o incluso algo que tú hiciste o estás pensando hacer. Casi nos sentimos como si nos hubiéramos comido algo en mal estado: revueltos e incómodos.

Esos sentimientos son sensaciones del Espíritu Santo y un recordatorio de que hables con Él y le pidas su sabiduría cada día, cuando las cosas van bien y también cuando las cosas van mal. Él puede ayudarte a llevar cautivos tus pensamientos, renovar tu mente, y hacer de Dios tu Rey y Señor sobre cada área de tu vida.

Día 52

Le pido que, por medio del Espíritu y con el poder que procede
de sus gloriosas riquezas, los fortalezca a ustedes en lo íntimo de
su ser, para que por fe Cristo habite en sus corazones.
Y pido que, arraigados y cimentados en amor, puedan
comprender, junto con todos los creyentes, cuán ancho y largo,
alto y profundo es el amor de Cristo. En fin, que conozcan ese
amor que sobrepasa nuestro conocimiento, para que sean llenos
de la plenitud de Dios.
—Efesios 3:16-19

> **Consejo inteligente:** Reflejamos aquello en lo que más pensamos. Cuando estamos en diálogo constante con el Espíritu Santo, comenzamos a reflejar la amorosa imagen de Dios al mundo.

Es fácil decir que queremos amar a los demás y tratarlos bien, pero en realidad es siempre más complicado que eso. Algunas veces, ¡las personas no son tan adorables!

Por fortuna, con la ayuda del Espíritu Santo podemos cambiar nuestro modo de pensar y, así, nuestro modo de tratar a los demás. Cuando escuchamos al Espíritu, permitiéndole que plante el amor de Dios profundamente en nuestro interior y permitiéndole que nos llene de la plenitud del amor de Dios, podemos verdaderamente comenzar a amar a los demás sin importar cómo nos traten. ¡Entramos en nuestro diseño natural para el amor!

Toma un tiempo para observarte a ti mismo y tus pensamientos a lo largo del día. ¿Tu actitud y lo que dices y haces están reflejando la gloria de Dios en el mundo?

Día 53

Porque es imposible que aquellos que han sido una vez iluminados, que han saboreado el don celestial, que han tenido parte en el Espíritu Santo, que han experimentado la buena palabra de Dios y los poderes del mundo venidero, **pero después de todo esto se han apartado, renueven su arrepentimiento.** *Pues así, para su propio mal, vuelven a crucificar al Hijo de Dios y lo exponen a la vergüenza pública.*
—Hebreos 6:4-6

Consejo inteligente: Renovar constantemente la mente es la clave para una felicidad, pensamiento y salud óptimos.

Con la ayuda del Espíritu Santo podemos renovar nuestra mente a diario y experimentar verdaderamente el cielo en la tierra en el presente. Cuando aprendemos a pensar, sentir y decidir como Jesús, podemos comenzar a experimentar "los poderes del mundo venidero" de la nueva creación. Nuestros pensamientos se vuelven "iluminados" cuando vemos la creación como el Creador la ve.

Comenzamos a lograr una felicidad, pensamiento y salud óptimos cuando vivimos del modo en que debíamos vivir: como imágenes gloriosas de Dios en la tierra. Este es un proceso de cambio deliberado, intencional y diario, una carrera que tenemos que seguir corriendo.

Día 54

En cambio, el fruto del Espíritu es amor, alegría, paz,
paciencia, amabilidad, bondad, fidelidad,
humildad y dominio propio.
—Gálatas 5:22-23

Consejo inteligente: Cuando actuamos conforme al fruto del Espíritu, es decir, nuestro modo programado para el amor, llevamos sanidad y alegría no solo a nuestra propia mente y cuerpo sino también a todos los que nos rodean. ¡Literalmente afectamos la química cerebral y la expresión genética de otros!

Entonces, ¿cómo es exactamente una mente renovada? ¿Cómo es un estilo de vida programado para el amor diariamente?

Nuestra respuesta de pensamiento, sentimiento y decisión ante la vida es una señal cuántica que se mueve físicamente por el sustrato del cerebro, usándola para almacenar y expresar lo que pensamos mediante lo que decimos y hacemos. Cuando permitimos que el Espíritu Santo nos ayude a escoger el tipo correcto de señales cuánticas, almacenamos pensamientos saludables y creados para el amor, que influyen en lo que decimos y hacemos, y también en las personas que nos rodean.

Cuando llevamos cautivos nuestros pensamientos y renovamos nuestra mente, esencialmente plantamos el fruto del Espíritu profundamente en nuestra mente no consciente, lo cual nos capacita para actuar con "amor, alegría, paz, paciencia, amabilidad, bondad, fidelidad, humildad y dominio propio" cuando respondemos a las personas y las circunstancias de la vida, cualesquiera que puedan ser.

Día 55

*Llénenme de alegría teniendo un mismo parecer, un mismo
amor, unidos en alma y pensamiento.
No hagan nada por egoísmo o vanidad; más bien,
con humildad consideren a los demás como superiores a ustedes
mismos. Cada uno debe velar no solo
por sus propios intereses, sino también por
los intereses de los demás.*
—Filipenses 2:2-4

Consejo inteligente: Nos convertimos en aquello en lo que más nos enfocamos. Por ejemplo, si te mantienes enojado con alguien, te convertirás en una persona enojada.

Cuando nos enfocamos en el amor de Dios en lugar de enfocarnos en nuestro enojo, amargura o frustración, permitimos que Él renueve nuestra mente por medio del Espíritu Santo, y podemos ser ejemplos vivientes de su amor en la tierra. Aprenderemos a no actuar según nuestros propios intereses egoístas. En cambio, cuidaremos los unos de los otros, amando verdaderamente a nuestro prójimo al amar a Dios, que es amor.

La clave es el enfoque: atención dirigida, llevar cautivos *todos* los pensamientos, y renovar la mente. Nos convertimos en lo que más nos enfocamos. Cuando permitimos que el Espíritu Santo nos ayude a cambiar nuestro modo de pensar, sentir y decidir, y "tenemos un mismo parecer" con nuestro diseño creado para el amor, comenzamos a amar a nuestro prójimo verdaderamente: nos enfocamos en su amor y no en nuestros temores. Comenzamos a traer el cielo a la tierra mediante nuestros pensamientos, palabras y acciones.

Día 56

Pero tú debes ser perfecto, así como tu Padre en el cielo es perfecto.
—Mateo 5:48 (NTV)

Consejo inteligente: Somos tan inteligentes y exitosos como queramos serlo.

Somos creados a imagen de un Dios que es perfecto. Somos creados para esforzarnos por la perfección; nuestro cerebro realmente mejora cada vez más cuanto más lo utilizamos. Diseñamos nuestro cerebro cuando activamos la huella de nuestra naturaleza del Yo Perfecto: quien Dios nos diseñó para ser.

Tenemos que comprender que la inteligencia, el éxito y la alegría no solo "suceden". No son cosas estáticas y tangibles que recibimos cuando cruzamos alguna línea de meta percibida, ya sea que esa línea de meta es una casa nueva, un mejor salario, o unas vacaciones en un hotel de cinco estrellas en Bali. La verdadera felicidad y el verdadero éxito vienen de esforzarnos por la perfección en los momentos "presentes" de la vida y disfrutar del proceso de descubrir quiénes somos y por qué estamos aquí. Es un viaje, y no solo un destino.

Día 57

Jesús contestó: —El más importante es: "Escucha, Israel: El Señor nuestro Dios es el único Señor. Ama al Señor tu Dios con todo tu corazón, con toda tu alma, con toda tu mente y con todas tus fuerzas". El segundo es: "Ama a tu prójimo como a ti mismo". No hay otro mandamiento más importante que estos.
—Marcos 12:29-31

> **Consejo inteligente:** Estamos programados para el amor. Cuando amamos a otros, nuestro cerebro cambia en una dirección positiva, que es el modo por defecto del cerebro de manera natural.

Amar a otros es esencial, no opcional. Es el factor clave en nuestro bienestar mental y físico. Cuando decidimos amar a Dios (quien es la fuente de todo el amor) y a su vez amamos a los demás porque amamos a Dios, cambiamos la estructura de nuestro cerebro en una dirección positiva, lo cual está en línea con nuestro diseño programado para el amor.

Amarnos a nosotros mismos y amar a otros nos permite vivir en la imagen de Dios que está en el interior de todos nosotros. Cuando decidimos seguir al Mesías y aceptar sus mandamientos, somos capaces de vivir una vida de felicidad, y podemos estar en paz con nosotros mismos y en paz con los demás. Celos, envidia, falta de perdón, amargura, odio, y enojo no controlado causan daño cerebral; el amor estimula la salud cerebral. Cuando decidimos hacer que el amor sea el rey sobre nuestra mente y sobre nuestra vida, también podemos estar a la altura de nuestro pleno potencial, reflejando la gloria del Creador a la creación por medio de lo que pensamos, decimos y sentimos.

Día 58

A pesar de haber conocido a Dios, no lo glorificaron como a Dios ni le dieron gracias, sino que se extraviaron en sus inútiles razonamientos y se les oscureció su insensato corazón. Aunque afirmaban ser sabios, se volvieron necios y cambiaron la gloria del Dios inmortal por imágenes que eran réplicas del hombre mortal, de las aves, de los cuadrúpedos y de los reptiles... Además, como estimaron que no valía la pena tomar en cuenta el conocimiento de Dios, él a su vez los entregó a la depravación mental, para que hicieran lo que no debían hacer.
—Romanos 1:21-23, 28

> **Consejo inteligente:** Donde va nuestra mente, sigue nuestro cerebro: te conviertes en aquello en lo que más piensas.

¿Qué sucede cuando decides enfocarte en otras cosas, ignorando al Espíritu Santo? ¿Qué sucede cuando amas otras cosas más que seguir el camino del Mesías?

Cuando piensas en algo, lo integras en la estructura de tu cerebro. Cuanto más piensas en ello, más se fortalece esa estructura al grabarla en lo profundo de tu mente no consciente. Ahora, ese pensamiento ya no es solamente un pensamiento: es una mentalidad, un modo de ver el mundo, que influye en tus futuros pensamientos, palabras y acciones.

Si ese pensamiento es negativo, como temor, preocupación o adicción, meditar en él le da poder sobre tu vida. Esencialmente se convierte en un ídolo: ya no reflejas "la gloria del Dios inmortal". Tu vida se caracteriza ahora por aquello en lo que más piensas (lo que adoras). Eso es un "amor distorsionado".[1] Dios ya no ocupa el primer lugar en tu vida. Pierdes la sabiduría iluminada que se produce por escuchar al Espíritu Santo, y entonces piensas de modo "inútil" y tomas decisiones necias.

Día 59

A pesar de haber conocido a Dios, no lo glorificaron como a Dios ni le dieron gracias, sino que se extraviaron en sus inútiles razonamientos y se les oscureció su insensato corazón. Aunque afirmaban ser sabios, se volvieron necios y cambiaron la gloria del Dios inmortal por imágenes que eran réplicas del hombre mortal, de las aves, de los cuadrúpedos y de los reptiles… Además, como estimaron que no valía la pena tomar en cuenta el conocimiento de Dios, él a su vez los entregó a la depravación mental, para que hicieran lo que no debían hacer.
—Romanos 1:21-23, 28

> **Consejo inteligente:** Tus pensamientos moldearán tu conducta.

Muchas personas piensan del juicio de Dios como un acto directo y terrible. Imaginan a Dios como el dios griego Zeus, lanzando relámpagos desde el cielo a quienes le desobedecen, a menos que Jesús intervenga y resuelva la situación.

Como mencioné en el día 27, pecado significa "errar el blanco" de ser humano. Decidimos negar la imagen de nuestro Creador, olvidando el "conocimiento de Dios" y permitiendo que nuestra mente persiga otros amores, lo cual influye en nuestro modo de pensar y, así, en lo que decimos y hacemos: no hacemos "lo que debíamos hacer". Esencialmente nos deshumanizamos.

Al final, Dios nos da lo que queremos: nos permite escoger qué o a quién seguir, al permitirnos decidir en qué pensamos. El pecado es realmente una historia que dice: "camina directo hacia lo que deseas". Si decides pensar en algo, perseguirlo y hacer que sea señor sobre tu vida, Dios te entrega "a la depravación mental", que influye en tu bienestar mental y físico y el modo en que te relacionas con el mundo.

Día 60

¿No se dan cuenta de que un poco de levadura fermenta toda la masa?
—1 Corintios 5:6

> **Consejo inteligente:** Los pensamientos son cosas reales; ocupan bienes raíces mentales, lo cual significa que cuando pensamos ¡creamos cambio estructural en el cerebro!

Aquello en lo que piensas se integra a tu cerebro. Los pensamientos ocupan bienes raíces mentales *reales*. Influyen en tus pensamientos y percepciones futuros. Pueden influenciar lo que piensas, dices y haces. Los pensamientos, como las raíces de las acciones o palabras, son muy reales y debieran ser tomados muy en serio.

Si permites que un pensamiento eche raíces en tu cabeza, si le das energía pensando en ello diariamente, puede extenderse como "un poco de levadura" en una masa. Lentamente pero con seguridad, ese pensamiento puede influir en tu conducta e influenciar negativamente tu comunidad. Puede extenderse como un virus y, antes de que te des cuenta, toda tu vida puede dar un giro para peor. Por lo tanto, llevar cautivos tus pensamientos no debería ser opcional. Es algo que deberías practicar cada día y en todo momento. Recuerda que ningún pensamiento es inocuo, y ninguna actitud puede ocultarse.

Día 61

*Nadie puede servir a dos señores, pues menospreciará a uno
y amará al otro o querrá mucho a uno y despreciará al otro.
Ustedes no pueden servir a la vez a Dios y a las riquezas.*
—Mateo 6:24

Consejo inteligente: Tu cerebro está diseñado para enfocar la atención en una tarea a la vez.

Nuestro cerebro solo puede enfocarse verdaderamente en una cosa a la vez: la multitarea es un mito. Podemos sentir que podemos movernos entre una tarea y otra, o enfocarnos en muchas cosas diferentes a la vez, pero este modo de pensar puede obstaculizar nuestra capacidad para comprender, afectando así nuestra salud mental.

Por lo tanto, si constantemente nos enfocamos en nuestros propios problemas o deseos, no tenemos tiempo para enfocarnos en seguir al Mesías. Nos enfocamos en lo que es más importante para nosotros y, al enfocarnos en eso, en efecto estamos sirviendo a ese pensamiento, dándole poder y fortaleza en lugar de reflejar la imagen amorosa de Dios al mundo.

Día 62

Por eso les digo: No se preocupen por su vida.
—Mateo 6:25

Consejo inteligente: El temor y la preocupación pueden causar caos neuroquímico en el cerebro e influir en nuestro bienestar mental y físico.

Ayer dijimos que solo podemos enfocarnos verdaderamente en una cosa a la vez. Lo mismo puede decirse de aquello en lo que decidimos pensar. Si decidimos enfocarnos en nuestros temores y preocupaciones, les permitimos que tomen el control de nuestra mente, dando forma a nuestro pensamientos, palabras y acciones futuras. ¡Y la preocupación casi ninguna cambia una situación!

Nuestro cerebro solo puede enfocarse verdaderamente en una cosa a la vez: la multitarea es un mito. Podemos sentir que podemos movernos entre una tarea y otra, o enfocarnos en muchas cosas diferentes a la vez, pero este modo de pensar puede obstaculizar nuestra capacidad para comprender, afectando así nuestra salud mental.

Dios es mayor que cualquiera de nuestros problemas; ¡Él nos tiene cubiertos! Cuando aprendemos a confiar en Él, podemos enfocarnos en lo que de verdad importa: traer el cielo a la tierra mediante el modo en que vivimos nuestra vida. Podemos reflejar su gloria en todo lo que pensamos, decimos y hacemos. Podemos enfocarnos en lo que puede ir bien en lugar de lo que puede ir mal. No deberíamos huir de nuestros problemas, pero tampoco deberíamos permitir que nos controlen.

Día 63

Consejo inteligente: Lo que más ames dirige lo que piensas, dices y haces.

El pecado (es decir, una mentalidad o cosmovisión tóxica) comienza con un pensamiento. Enfocamos nuestra atención en algo, pensando en ello diariamente, dándole poder y fuerza en los sustratos de nuestro cerebro mediante las señales cuánticas que enviamos. Esencialmente lo convertimos en nuestro ídolo: nuestra atención es la adoración.

En los escritos del apóstol Pablo, el pecado comienza con idolatría.[1] No solo hacemos algo malo repentinamente. La maldad siempre comienza en la mente, y a medida que pensamos en ello, permitiendo que moldee lo que decimos y hacemos, intercambiamos la imagen de Dios por un ídolo, ya sea amargura, celos, poder, sexo, dinero, o cualquier otra cosa que no sea Dios, quien es amor. Nos convertimos en lo que más pensamos, de modo que necesitamos ser conscientes constantemente de lo que estamos pensando. Si tienes un patrón tóxico que se está manifestando en tu vida, eso significa que has dedicado tiempo a cultivarlo durante más de sesenta y tres días, que es el tiempo que se necesita para cultivar un hábito bueno o malo.

Día 64

Desde entonces comenzó Jesús a predicar: «Arrepiéntanse,
porque el reino
de los cielos está cerca».
—Mateo 4:17

Consejo inteligente: A pesar de lo que haya sucedido en el pasado, el cerebro puede cambiar. Este proceso se llama neuroplasticidad.

En el Nuevo Testamento en griego, arrepentimiento significa "cambiar la mente".[1] El pensamiento tóxico crea ídolos, lo cual conduce al pecado, o errar el blanco de ser un ser humano creado a imagen de Dios. Si el pecado comienza con nuestro pensamiento, necesita terminar con nuestro pensamiento: una mente renovada es la clave del verdadero arrepentimiento y el cambio.

Con la ayuda del Espíritu Santo podemos llevar cautivos nuestros pensamientos y cambiar nuestro modo de pensar, cambiando así nuestro modo de hablar y actuar. Verdaderamente podemos comenzar a ofrecernos como siervos de Dios, reflejando su gloria y trayendo el cielo a la tierra. Cuando cambiamos nuestro modo de pensar, ¡"el reino de los cielos" puede acercarse verdaderamente!

Día 65

¡El fiel amor del Señor nunca se acaba! Sus misericordias jamás
terminan. Grande es su fidelidad; sus misericordias son nuevas
cada mañana.
—Lamentaciones 3:22-23 (NTV)

Consejo inteligente: Si puedes integrarlo, ¡puedes desintegrarlo!

Muchos de nosotros tenemos periodos en nuestra vida en los que sentimos que no merecemos ser salvos. ¿Cómo podría Dios perdonarnos? ¿Podremos cambiar alguna vez? ¿Mejorarán las cosas algún día?

¡La buena noticia es *sí*! A pesar de lo que haya sucedido en el pasado, y a pesar de lo que haya sucedido hoy, puedes cambiar. Mediante atención dirigida y esfuerzo puedes desintegrar pensamientos tóxicos de tu cerebro, sustituyéndolos por pensamientos sanos y de amor que te permiten reflejar la gloria de Dios en el mundo. Tu mente está separada de tu cerebro, pero actúa por medio de él, de modo que están interconectados de manera integral. Con tu mente puedes cambiar tu cerebro. Si lo has integrado, ¡puedes desintegrarlo!

Día 66

Sin embargo, en todo esto somos más que vencedores por medio
de aquel que nos amó.
—Romanos 8:37

Consejo inteligente: ¡Nuestra capacidad para pensar, sentir y decidir es increíblemente poderosa!

Nuestra capacidad para pensar, sentir y decidir es increíblemente poderosa, es un regalo de un Dios amoroso y generoso. Puede determinar el modo en que hablamos y actuamos, y puede determinar el modo en que interactuamos con el mundo que nos rodea. Incluso si hemos fallado una y otra vez, aun así podemos cambiar: mientras vivamos, nuestra mente puede cambiar nuestro cerebro mediante los pensamientos. Mientras tengamos aliento, la estructura de nuestro cerebro puede cambiar y podemos desarrollar nuevas células cerebrales, lo cual nos permite alcanzar una felicidad, pensamiento y salud óptimos. ¡Esto es verdaderamente el amor del Mesías! Somos vencedores cuando decidimos operar en este amor perfecto e incondicional.

Día 67

Jesús los miró y les dijo: —Humanamente hablando es
imposible, pero para Dios todo es posible.
—Mateo 19:26 (NTV)

Consejo inteligente: Nunca es demasiado tarde para cambiar tus pensamientos.

¿Alguna vez te han dicho que no puedes cambiar, que eres lo que eres? ¿Has sentido alguna vez que tu vida nunca mejorará? ¿Te sientes atascado en una rutina, perdido, o indefenso?

El cambio siempre es posible. Y no solo es posible, sino que también se produce durante todo el día a medida que piensas, ¡y tú diriges ese cambio! Independientemente de donde estés, dónde hayas estado, o incluso dónde estarás, puedes cambiar tus pensamientos *en la dirección correcta* con la ayuda del Espíritu Santo. Puedes cambiar tu mente, renovarla diariamente y llevar cautivos tus pensamientos. Y, al cambiar tu mente, puedes cambiar tu vida. Cambias tu modo de ver el mundo e interactuar con él, trayendo el cielo a la tierra mediante lo que piensas, dices y haces. Este cambio no solo es posible sino también una parte necesaria de la vida.

Día 68

Porque tanto amó Dios al mundo que dio a su Hijo único, para
que todo el que cree en él no se pierda,
sino que tenga vida eterna.
—Juan 3:16

> **Consejo inteligente:** Cuando cambiamos nuestro modo de pensar, cambiamos el modo en que vivimos nuestra vida.

Dios ama al mundo entero; estuvo dispuesto a sacrificar a su propio Hijo para que toda esa creación pudiera ser hecha nueva otra vez, y que así *todos* podamos tener "vida eterna". Y este proceso de renovación comienza en nuestra mente; cuando cambiamos nuestro modo de pensar, cambiamos el modo en que vivimos nuestra vida.

Al llevar cautivos nuestros pensamientos, permitiendo que el Espíritu Santo moldee lo que pensamos, decimos y hacemos, podemos comenzar a ser parte de la nueva vida de Dios en el presente. Podemos vivir plenamente en los momentos del "ahora". Podemos convertir los lamentos en victorias; podemos convertir los deseos en nuevas ideas; podemos convertir nuestros errores en experiencias de aprendizaje positivas.

Día 69

Pues yo sé los planes que tengo para ustedes—dice el Señor—.
Son planes para lo bueno y no para lo malo, para darles un
futuro y una esperanza.
—Jeremías 29:11 (NTV)

Consejo inteligente: La esperanza es esencial para el bienestar mental y físico. La física cuántica muestra que el mundo está lleno de posibilidades que pueden darnos esperanza para el futuro.

Vivimos en un mundo donde un millón de cosas pueden ir mal. Podemos ser heridos, y a menudo no es tan difícil perder la esperanza. Puede ser difícil creer que la cosas mejorarán. ¡Todos hemos estado ahí!

Sin embargo, cuando confiamos en el buen plan de Dios para nuestra vida, cuando creemos que, a pesar de nuestras circunstancias tenemos "un futuro y una esperanza", podemos comenzar a vivir esa esperanza en el presente. Gratitud, amor y esperanza cambian nuestro cerebro y nuestro cuerpo para mejor porque estamos configurados para el amor; somos creados a imagen de Dios, quien es amor.

Sin duda, vivimos en un mundo lleno de los ingredientes de todas nuestras esperanzas y sueños. Llegamos a estar mejor equipados para enfrentar los retos de la vida cuando confiamos en el plan perfecto de Dios para nuestra vida y tenemos esperanza para el futuro.

Día 70

¡Den gracias al Dios de los cielos!
¡Su gran amor perdura para siempre!
—Salmos 136:26

Consejo inteligente: El amor es increíblemente poderoso. Puede sanar el cerebro y el cuerpo, permitiéndonos operar al máximo al vivir nuestra vida.

Sin considerar en qué punto estás en la vida, puedes confiar en el amor de Dios. Puedes confiar en su fidelidad. Cuando te permites a ti mismo ser consumido por su amor, puedes dejar que ese amor transforme tu mente, tu cerebro y tu cuerpo para mejor. Puedes ser un ejemplo de su amor en el mundo.

Puedes reflejar su gloria en la creación a tu manera única y extraordinaria, porque tu mente y tu cerebro sanos generarán energía cuántica llena de amor de un modo único cuando decides actuar en amor. ¡Las personas literalmente sentirán que fluye de ti amor!

Día 71

Pues estoy convencido de que ni la muerte ni la vida, ni los ángeles ni los demonios, ni lo presente ni lo por venir, ni los poderes, ni lo alto ni lo profundo, ni cosa alguna en toda la creación podrá apartarnos del amor que Dios nos ha manifestado en Cristo Jesús nuestro Señor.
—Romanos 8:38-39

Consejo inteligente: Estamos programados para el amor; estamos diseñados para actuar y reaccionar en amor.

Estamos programados para pensar, hablar y actuar en amor. Nada puede separarnos del amor que forma el núcleo de nuestra existencia, el amor de Dios, a menos que nosotros decidamos rechazar su amor.

Cuando obtenemos un destello de este amor, permitimos que el amor de Dios gobierne en nuestra vida, renovando nuestra mente a diario, y entonces podemos reflejar este hermoso amor al mundo. Podemos traer la cultura del cielo a la tierra, participando en el proyecto de restauración del rey Jesús para toda la creación. Podemos ser victoriosos en nuestros esfuerzos por cambiarnos a nosotros mismos, nuestras comunidades, y nuestro mundo para mejor.

Todo esto comienza con comprender cómo se siente este amor, y podemos hacerlo al pensar acerca de nuestros seres queridos y cómo nos hacen sentir, al ver una película hermosa, al jugar con nuestra mascotas, mantener una conversación profunda con un buen amigo, escuchar el viento en los árboles en un día hermoso, o ayudar a alguien que tiene necesidad. Si somos fieles en las cosas pequeñas de cada día, experimentaremos el amor de Dios en cada área de nuestra vida; experimentaremos la gloria de Dios en los momentos "ahora" de nuestra vida. Veremos que Dios nunca nos abandona. Su amor está siempre presente, es incondicional y permanente.

Día 72

No tengan deudas pendientes con nadie a no ser la de amarse
unos a otros. De hecho, quien ama
al prójimo ha cumplido la Ley.
—Romanos 13:8

Consejo inteligente: Cuando tratamos a otros con amor y respeto, influenciamos positivamente en nuestra propia salud.

Cuando tratamos a otros con amor y respeto, influenciamos no solo sus vidas sino también la nuestra. El amor verdadero e incondicional tiene el poder de influenciar positivamente el modo en que funciona nuestra mente, nuestro cerebro y nuestro cuerpo, permitiéndonos llegar a ser la mejor versión de nosotros mismos que podemos ser. Este amor, a su vez, nos ayuda a enfrentar los desafíos de la vida.

Cuando experimentamos amor y cuando damos amor, nos damos a nosotros mismos y a los demás la valentía para enfrentar la adversidad y el sufrimiento. Nos hace a *todos* más fuertes y más resilientes. Seguiremos experimentando los cambios de la vida, pero no debemos permitir que estos cambios determinen cómo nos tratamos a nosotros mismos o a los demás.

Podemos amar a pesar de lo que salga a nuestro camino.

Día 73

Todos ustedes deben ser rápidos para escuchar, lentos para hablar y lentos para enojarse.
—Santiago 1:19 (NTV)

Consejo inteligente: La amargura, el resentimiento y el enojo influyen negativamente en nuestra salud física y mental.

Cuando no tratamos a otros con respeto y amor, influimos negativamente en nuestra propia salud. El enojo, el resentimiento, la ofensa, la amargura y los celos, solo por nombrar algunas emociones desagradables, liberan sustancias químicas tóxicas en el cerebro y el cuerpo que, con el tiempo, pueden afectar gravemente la calidad de nuestra vida. ¡Crean caos neuroquímico en el cerebro y el cuerpo!

Deberíamos intentar siempre actuar en amor y perdón. Deberíamos ser lentos para enojarnos y lentos para reaccionar. Al observar lo que pensamos y decimos acerca de otras personas, y cómo reaccionamos hacia otros, podemos influir positivamente en nuestra salud y la de nuestras comunidades; podemos ser verdaderamente una luz en el mundo.

Día 74

*Traten a los demás tal y como quieren que
ellos los traten a ustedes.*
—Lucas 6:31

Consejo inteligente: Cómo tratas a los demás afectará cómo te tratas a ti mismo.

Todos tenemos días malos, días en los que todo (y todos) parece ponernos nerviosos, y no tenemos recelo en decir a las personas exactamente cuán irritantes son. Es casi como si hubiera una nube negra por encima de nuestra cabeza durante el día, y las personas parecen ser parte del Mar Rojo que está delante de nosotros.

Las actitudes negativas, igual que las actitudes positivas, son contagiosas. Todos estamos conectados; en la física cuántica esto se conoce como el principio del entrelazamiento. Estamos entrelazados en las vidas de los demás; por lo tanto, el modo en que tratamos a otros afectará directamente e indirectamente el modo en que nos tratamos a nosotros mismos: si introducimos algo malo, sacamos algo malo. Nuestros pensamientos, palabras y acciones no existen en un vacío.

No puedes esconder una mala actitud, pero puedes llevarla cautiva y cambiar tu modo de pensar, hablar y actuar, reflejando el amor de Dios al mundo en lugar de tu propio enojo y frustración.

Día 75

La persona generosa prosperará, y la que da agua obtendrá agua.

—Proverbios 11:25 (NRSV), traducción libre

Consejo inteligente: Cuanto más pienses en amar a los demás, más los amarás.

Cuanto más pensamos en cómo podemos amar a los demás, más generosos somos con nuestro amor, y más actuaremos y hablaremos en amor. Cuanto más actuemos y reaccionemos en amor, más cambiaremos nuestro mundo para mejor. Podemos crear comunidades que se interesen verdaderamente por las personas y las apoyen.

En lugar de quedarnos sentados quejándonos de que el mundo va muy mal, y esperando que Jesús regrese, deberíamos crear comunidades que alimenten a todos, nosotros mismos incluidos, y nos ayuden a todos a traer el cielo a la tierra mediante nuestros pensamientos, palabras y acciones. El deseo de un mundo mejor comienza con nosotros; por lo tanto, ¡comienza a extender ese amor hoy!

Día 76

Queridos hijos, no amemos de palabra ni de labios para afuera,
sino con hechos y de verdad.
—1 Juan 3:18

Consejo inteligente: Si tienes buenos pensamientos, dirás y harás cosas buenas.

Como atletas que entrenan para una competición, necesitamos entrenarnos para pensar, hablar y actuar como el Mesías. Tenemos que entrenar los músculos de nuestra mente, de modo que cuando nos encontremos en situaciones desafiantes podamos hablar y actuar en amor.

El desarrollo del carácter no se produce de la noche a la mañana. Si queremos amar verdaderamente a otras personas, necesitamos integrar ese amor en nuestra mente. Necesitamos ir más allá de la afirmación positiva y superficial (los "te amo" vacíos) y comenzar a interesarnos genuinamente por las personas "con hechos y de verdad". Es importante querer decir lo que decimos y hacemos; de lo contrario, creamos disonancia cognitiva en nuestra mente, lo cual conduce a daño en nuestro cerebro y cuerpo. Estar en guerra con nosotros mismos nunca es una buena idea.

Día 77

Ahora, pues, permanecen la fe, la esperanza y el amor. Pero el amor es el más importante.
—1 Corintios 13:13

Consejo inteligente: Si tus pensamientos son de amor, actuarás en amor.

Si Dios es amor, cuanto más pensamos, hablamos y actuamos en amor, más experimentamos a Dios, y más vemos su rostro. Cuando cultivamos hábitos de amar a los demás en nuestro cerebro mediante nuestras decisiones, desarrollamos una cosmovisión que está basada en el amor verdadero, la clase de amor de la que habló el apóstol Pablo en sus cartas a los corintios. Esta cosmovisión moldeará nuestras futuras palabras y acciones, permitiéndonos traer el cielo a la tierra cuando interactuamos con el mundo que nos rodea.

Haz que las pautas en 1 Corintios 13 sean parte de tu régimen de cuidado personal mental. Entrénate para hablar y actuar con paciencia y bondad; deja toda envidia y celos de otros; deja de pedir que se hagan las cosas a tu manera; deja de llevar un registro de ofensas; no pases por alto ni te alegres cuando veas que se hace una injusticia; celebra cuando la verdad gane; nunca te des por vencido, nunca pierdas la esperanza, ¡y resiste incluso en los momentos más difíciles!

Día 78

Dichosos los de corazón limpio,
porque ellos verán a Dios.
—Mateo 5:8

> **Consejo inteligente:** El amor nos transforma espiritual, mental y físicamente, y cambia literalmente la química cerebral, la energía cuántica, ¡y la expresión genética!

Parece que todo el mundo busca una solución simple para sus problemas. Muchas personas me preguntan cómo pueden cambiar sus pensamientos, pero pocas en realidad quieren trabajar duro para lograr ese cambio.

Aunque el verdadero amor no es necesariamente rápido, simple o fácil, es una solución para muchos problemas, sino todos. Cuando comenzamos a amar genuinamente a los demás, experimentamos a Dios, quien es amor. Lo divino se difunde a lo largo de nuestra existencia diaria, transformándonos a nosotros y a todos y todo lo que nos rodea. Tiene el poder de hacernos "de corazón limpio". El amor, como la fuente de toda existencia, es la fuerza más poderosa en el universo; verdaderamente puede cambiar el mundo.

Día 79

*No finjan amar a los demás; ámenlos de verdad. Aborrezcan lo
malo. Aférrense a lo bueno.*
—Romanos 12:9 (NTV)

Consejo inteligente: Lo que permites que entre en tu mente, creará tu realidad única y determinará el modo en que vives tu vida.

Si estamos constantemente enojados, amargados, celosos y envidiosos, nuestro cerebro se vuelve tóxico. Eso no solo aumenta nuestra probabilidad de enfermarnos físicamente, sino que tampoco podemos amar genuinamente a los demás, incluso si seguimos siendo amables con las personas o hacemos algo bueno por alguien.

"No finjan amar a los demás". A menos que cambiemos nuestro modo de pensar sobre las personas, renovemos nuestra mente, y desarrollemos una cosmovisión que esté basada en el amor, no podremos interesarnos genuinamente por otras personas y nos resultará difícil aferrarnos a lo bueno. Seguiremos fallando, porque nunca intentamos realmente integrar un hábito de amor en nuestro cerebro en un principio.

Día 80

El que no ama permanece en la muerte.
—1 Juan 3:14

Consejo inteligente: Odiar a otros influye negativamente en nuestra salud.

Como Dios es la fuente de toda existencia, y Dios es amor, cuando no pensamos, actuamos y hablamos en amor, traemos muerte y destrucción al mundo. Cuando *decidimos* responder negativamente a nuestras circunstancias y cuando *decidimos* responder con enojo e ira incontrolados, influimos negativamente no solo en nuestras relaciones, sino también en nuestra salud mental y física.

Muchos estudios destacan la conexión entre el odio y la enfermedad mental y física. Se ha mostrado que el odio y la amargura realmente reducen la esperanza de vida y predisponen a las personas a muchas enfermedades, ¡incluidas enfermedades del corazón y cáncer!

Ninguno de nosotros puede permitirse odiar a los demás, porque causaremos muerte en nuestra vida.

Día 81

«Si se enojan, no pequen». No permitan que el enojo les dure
hasta la puesta del sol.
—Efesios 4:26

> **Consejo inteligente:** *Cuantos más pensamientos tóxicos tengas,* más poder das a esos pensamientos sobre tu vida, y más daño haces a tu cerebro y tu cuerpo.

Habrá ocasiones en tu vida en las que el enojo sea la respuesta más apropiada a una situación injusta o peligrosa. Por ejemplo, si tu hijo intenta tocar una estufa caliente, si tu amigo está cruzando una calle ajetreada sin mirar a ambos lados de la pista, o si alguien a quien amas es abusado, deberías enojarte ante la amenaza para la santidad de la vida humana.

Sin embargo, ¿cuándo se convierte el enojo en pecado? ¿Cómo afecta a nuestra humanidad el enojo no controlado o descuidado? Cuando piensas en una situación y cuán enojado te hizo sentir con el tiempo, permitiendo que te dure "hasta la puesta del sol" en tus sentimientos, integras una mentalidad negativa en tu cerebro, dándole el poder para moldear tus pensamientos, palabras y acciones en el futuro. Permites que crezca y, como si fueran semillas en la tierra, su amargura puede extenderse y afectar el modo en que vives tu vida, incluida tu salud. Por lo tanto, es increíblemente importante que no permitas que sentimientos negativos como enojo o amargura se desarrollen. Si estás enojado con alguien, trata esa situación. No le des a ese enojo el poder de afectar la calidad de tu vida.

Día 82

Pero ahora es el momento de eliminar el enojo,
la furia, el comportamiento malicioso,
la calumnia y el lenguaje sucio.
—Colosenses 3:8 (NTV)

Consejo inteligente: Lo que dices está basado en lo que piensas.

Las palabras nunca son solamente palabras. Incluso si las sentimos impulsivas, están basadas en pensamientos que hemos integrado en nuestra cabeza mediante nuestras decisiones. Lo que decimos, igual que lo que hacemos, es un reflejo de cómo pensamos: nuestras mentalidades moldean nuestras palabras. Aquello en lo que decidimos pensar se mostrará en nuestra vida.

Por lo tanto, deberíamos vigilar lo que decidimos decir a las personas, porque es una indicación de lo que sucede dentro de nuestra cabeza. Si nos encontramos cayendo en una espiral de "lenguaje sucio", deberíamos detenernos y trabajar en renovar nuestra mente antes de que esa toxicidad tenga tiempo para afectar nuestra salud mental y física. Deberíamos asegurarnos de que nuestros pensamientos, palabras y acciones den vida.

Día 83

¿De dónde surgen las guerras y los conflictos entre ustedes? ¿No es precisamente de las pasiones que luchan dentro de ustedes mismos?
—(Santiago 4:1)

Consejo inteligente: Todo lo que dices y haces es primero un pensamiento.

Si quieres hacer un buen plato, necesitas ingredientes de buena calidad. Es cuestión de "lo que entra, sale". No hace falta decir que no puedes preparar una cena deliciosa con ingredientes estropeados.

Lo mismo es cierto de nuestros pensamientos. Si queremos ver un mundo mejor, tenemos que cambiar nuestro modo de pensar (entra algo bueno, sale algo bueno), porque nuestros pensamientos están en la raíz de lo que decimos y hacemos. Todo lo bueno, pero también todo lo malo, viene de "dentro". Si renovamos nuestra mente y cambiamos nuestro modo de pensar, podemos cambiar nuestra vida. ¡No podemos subestimar el poder de nuestros pensamientos!

Día 84

Por sobre todas las cosas cuida tu corazón,
porque de él mana la vida.
—Proverbios 4:23

Consejo inteligente: Lo que pensamos tiene el poder de producir vida o muerte en nuestro cerebro, nuestro cuerpo, y el mundo.

Los pensamientos son cosas reales que influyen en la funcionalidad del cerebro, la mente y el cuerpo. Si no capturas tus pensamientos y monitoreas la información entrante, pueden echar raíces pensamientos negativos que pueden robar tu paz mental, afectar tu capacidad de construir memoria útil y aprender, y hacer que enfermes; los pensamientos tóxicos pueden producir muerte. Perderás la claridad mental, carecerás de sabiduría, y tu memoria se verá afectada.

Sin embargo, si permites que echen raíces en tu mente pensamientos sanos y basados en el amor, puedes producir "manantiales de vida". Mejorarás tu salud mental y física, lo cual te permitirá ser verdaderamente una luz en el mundo, reflejando el majestuoso amor de Dios y su gloria.

Día 85

Abróchense el cinturón: ¡el cinturón de su mente! Ejerciten el control propio. Pongan su esperanza por completo en la gracia que se les dará cuando Jesús el Mesías sea revelado.
—1 Pedro 1:13 (NRSV), traducción libre

Consejo inteligente: Controlar tus pensamientos es un estilo de vida, no una tarea.

Recuerda: los pensamientos son estructuras reales dentro de tu cerebro, estructuras que crecen y se fortalecen cuanto más piensas en algo. Cuando piensas, activas expresión genética y produces proteínas, lo cual sostiene tus pensamientos. Nuestros recuerdos se almacenan en estas minicomputadoras biológicas cuánticas.

Cuando decides enfocarte en algo, le das energía cuántica y, por lo tanto, poder. Si es positivo, puede mejorar tu salud mental y física. Si es negativo, puede influir negativamente en tu salud, especialmente si piensas en ello con el tiempo; esencialmente le das a ese pensamiento poder sobre tu vida.

Lo que piensas determinará tu conducta, de modo que necesitas controlar tu mente diariamente si quieres ejercitar "el control propio". Los problemas mentales no son enfermedades del cerebro programadas de antemano; son pensamientos tóxicos a los que se ha permitido correr a sus anchas en el cerebro. Necesitas enfocarte en el amor y la gracia de Dios, y el ejemplo del Mesías cada día, porque cuanto más pienses en reflejar su gloria, más *reflejarás* su gloria, revelando así su amor a un mundo quebrantado.

Día 86

Lo que sale de la persona es lo que la contamina.
Porque de adentro, del corazón humano,
salen los malos pensamientos.
—Marcos 7:20-21

Consejo inteligente: Tu conducta refleja tu mentalidad.

No puedes esconder tus pensamientos, incluso si sientes que sí puedes. Lo que piensas afecta lo que dices, lo que haces, ¡y lo que piensas en el futuro! Lo que hay dentro de tu mente, lo que más piensas y mayor atención le prestas, finalmente saldrá a la superficie y rebosará en tu vida.

¿Cómo? Cuando prestas atención a algo, se convierte en materia física en tu cerebro, cambiando la estructura de tus pequeñas computadoras neurobiológicas cuánticas. El pensamiento tóxico las daña, pues son delicadas y están diseñadas para mantener solamente pensamientos sanos. Por lo tanto, lo que esté en el interior de estas estructuras surgirá como palabras y acciones en tu vida si son fortalecidas con pensamientos continuos. Aquello en lo que más piensas, tu mentalidad, afecta directamente tu conducta.

Cuando tus pensamientos son tóxicos, pueden hacer que tu conducta esté "contaminada". Pueden dañar tus relaciones y tu salud mental y física. Por lo tanto, deberías vigilar constantemente lo que piensas; nunca deberías dejar de examinar lo que hay en tu "corazón" o persona interior. ¿Quién eres en lo más profundo? ¿En quién te has convertido? ¿Qué dicen tus pensamientos acerca de ti como persona?

Día 87

Todos somos como gente impura; todos nuestros actos de justicia son como trapos de inmundicia. Todos nos marchitamos como hojas; nuestras iniquidades nos arrastran como el viento.
—Isaías 64:6

Consejo inteligente: No puedes esconder malos hábitos de pensamiento.

Nuestros pensamientos moldean e influencian todo lo que decimos y hacemos. Nos fundimos con nuestros entornos, de modo que cualquier cosa en la que nos enfoquemos se convertirá en realidad en nuestra vida. Si tenemos malos hábitos de pensamiento, como celos, odio y amargura, hablaremos y actuaremos de manera negativa, a pesar de nuestros "actos de justicia".

Puede que creamos que escondemos el tener un mal pensamiento acerca de alguien diciéndole cosas bonitas a la cara o haciendo algo bueno por esa persona; sin embargo, a menos que nuestras palabras y acciones estén en consonancia con lo que hay en nuestro corazón (o sea, en nuestra mente), causaremos caos y confusión en nuestro cerebro y cuerpo, lo cual influirá en nuestra capacidad de actuar en la vida.

Necesitamos lidiar con nuestros pensamientos tóxicos, no esconderlos debajo de la alfombra, porque en algún momento esos pensamientos saldrán, y diremos o haremos algo que refleje cómo nos sentimos *realmente*. Esta discrepancia entre lo que pensamos realmente y lo que decimos se llama disonancia cognitiva, es tóxica para nuestra salud y puede disminuir potencialmente nuestra esperanza de vida; los malos pensamientos pueden hacer esencialmente que nos "marchitemos como hojas".

Día 88

Iniciar una pelea es romper una represa; vale más retirarse que comenzarla.
—Proverbios 17:14

Consejo inteligente: Si controlas tus pensamientos, puedes controlar tus reacciones a las circunstancias de la vida.

Al dar un paso atrás y observar tus propios pensamientos, puedes llevarlos cautivos y renovar tu mente. Tu lóbulo frontal se encenderá como respuesta a tu decisión de observar tus pensamientos; yo lo denomino ventaja de perspectiva múltiple (VPM), lo cual te permite detenerte a ti mismo antes de pronunciar esas palabras, hacer eso, o reaccionar de ese modo.

Debido al modo tan extraordinario en que Dios diseñó el cerebro, eres más que capaz de evitar que una situación negativa se descontrole. Puedes evitar que el agua rompa una represa, antes de que tus pensamientos te metan en problemas. ¡No tienes que vivir tu vida como si fuera un caos!

Día 89

Cuando en mí la angustia iba en aumento, tu consuelo llenaba mi alma de alegría.
—Salmos 94:19

Consejo Inteligente: Podemos decidir cómo reaccionamos a los momentos difíciles escogiendo aquello en lo que nos enfocamos durante esos momentos.

Habrá momentos en tu vida en los que te sientas bombardeado por un millón de problemas. Es casi como si te estuvieras ahogando en la ansiedad, y apenas si puedes respirar. Todos hemos estado en esa situación. Todos sabemos lo que es sentirnos abrumados por las angustias de la vida.

Sin embargo, no tenemos que permitir que esas angustias nos superen. No tenemos que ser una víctima de nuestras circunstancias, incluso cuando la angustia de nuestro corazón vaya en aumento. Al *decidir* enfocarnos en el amor y la fortaleza de Dios durante los tiempos complicados, podemos encontrar la fuerza interior para enfrentar cualquier cosa que la vida lance a nuestro camino. Eso no solo es posible, ¡estamos diseñados para hacerlo!

No tenemos que ser sacudidos y llevados de un lado a otro por nuestras circunstancias. Podemos encontrar alegría incluso en medio de una gran tristeza. Podemos sentir dolor y, sin embargo, también saber que hay esperanza de victoria. Podemos recibir consuelo en el conocimiento de la gracia y el cuidado de Dios, porque sabemos que Dios es la fuente suprema de toda realidad.

Día 90

No tengas miedo, porque yo estoy contigo; no te desalientes,
porque yo soy tu Dios. Te daré fuerzas y te ayudaré; te
sostendré con mi mano derecha victoriosa.
—Isaías 41:10 (NTV)

> **Consejo inteligente:** La mente actúa mediante el cerebro, por lo tanto lo controla, de modo que puedes ser victorioso sobre tu biología y tus circunstancias.

Habrá muchas veces en tu vida en las que tengas ganas de darte por vencido. Otras en las que te acurrucarás, llorarás y desearás que todo termine. La vida no es fácil, pero aun así puede ser hermosa incluso en medio de todo el dolor, el sufrimiento y la angustia.

Los seres humanos somos increíblemente resilientes y poderosos; ¡tú eres increíblemente resiliente y poderoso! Cuando aprendas a reconocer el poder que hay en tu mente, a confiar en la gracia de Dios y su fortaleza en ti, reconocerás que *imposible* es una palabra y no una cadena perpetua. No tienes que temer lo que pueda suceder o lo que ha sucedido. Tú eres tú, y eso es suficiente porque eres creado a imagen del Dios altísimo. No olvides nunca que la esencia de quien eres es el poder puro y maravilloso del amor.

Día 91

Tengo fortaleza para todo en Aquel que me da poder.
—Filipenses 4:13 (NRSV), traducción libre

Consejo inteligente: El cerebro es el sustrato mediante el cual actúa la mente: refleja la acción de la mente. La mente controla el cerebro; el cerebro no controla la mente.

Al margen de lo que hayas enfrentado, lo que estés enfrentando o lo que enfrentarás, tienes una mente y un cerebro *increíbles* que fueron creados por un Dios *increíble*. Tu mente tiene el poder de cambiar la dirección de tu vida y crear realidades nuevas y emocionantes, incluso si el mundo pone mil obstáculos en tu camino. Recuerda: la mente controla el cerebro. Tu mente controla la dirección física de tu vida. Realmente todo lo puedes mediante el Mesías, porque en Él tienes el poder del universo que te respalda; tienes el poder del amor en tu interior.

Día 92

Este es el día que hizo el Señor; regocijémonos
y alegrémonos en él.
—Salmos 118:24

Consejo inteligente: Nuestras decisiones determinan cómo respondemos a nuestro entorno, y nuestro cerebro refleja nuestras respuestas.

Enfocarte en lo positivo te permite ver múltiples posibilidades en toda situación. Esta clase de pensamiento es intrínsecamente esperanzador; lo sigues intentando hasta que alcanzas el éxito. Estás agradecido por el viaje y el destino. Y la buena noticia es que esto es parte de la naturaleza programada para el amor del cerebro y el cuerpo; ¡simplemente tienes que desbloquearla!

La investigación sobre los efectos que tiene la gratitud en nuestra biología demuestra que ser agradecido aumenta nuestra longevidad, nuestra capacidad de usar nuestra imaginación, nuestra habilidad para resolver problemas, y nuestra salud en general. La gratitud por dónde estamos es esencial para dónde queremos estar.

Veamos a Thomas Edison. Él hizo unas mil pruebas antes de tener éxito en inventar la bombilla. Cuando le preguntaron sobre sus "fracasos", Edison declaró: "¡He obtenido muchos resultados! ¡Conozco mil maneras en que las cosas no funcionarán!".[1] Edison no limitó su potencial a ideas preconcebidas del éxito. Tenía una meta, y siguió intentándolo hasta lograrla a pesar del número de intentos a lo largo del camino. No veía sus intentos como fracasos; veía sus intentos como *resultados*. Había obtenido un *conocimiento que valió la pena*: fue un proceso de aprendizaje. La pregunta es la siguiente: ¿qué has obtenido tú de tus experiencias en la vida?

Día 93

Pero ustedes, ¡manténganse firmes y no bajen la guardia,
porque sus obras serán recompensadas!
—2 Crónicas 15:7

Consejo inteligente: El trabajo duro aumenta tu inteligencia y mejora tu salud.

La capacidad de pensar es verdaderamente fenomenal. Nuestro cerebro puede cambiar a medida que pensamos (neuroplasticidad) y hacer crecer nuevas neuronas (neurogénesis). Usando el poder increíble de nuestra mente podemos persistir y crecer como respuesta a los desafíos de la vida. Las experiencias de aprendizaje frecuentes, positivas y desafiantes ¡en realidad pueden aumentar la inteligencia en un periodo de tiempo relativamente corto! Por lo tanto, no dejes que tu trabajo se lleve lo mejor de ti. Recuerda que el poder que hay en tu interior es mayor que cualquier cosa que llegue a tu camino, y si persistes serás recompensado mentalmente y físicamente. ¡Eres tan inteligente como quieras serlo!

Día 94

Trabajen de buena gana en todo lo que hagan, como si fuera
para el Señor y no para la gente.
—Colosenses 3:23 (NTV)

Consejo inteligente: Persistencia y disciplina son esenciales para el bienestar mental y físico.

Todos tenemos momentos en nuestras vidas cuando solo queremos ser perezosos: ver Netflix y relajarnos. Me refiero a que pensamos: ¿realmente tenemos que hacer esa tarea? ¿Realmente tenemos que redactar ese documento? ¿Realmente tenemos que limpiar esa cocina? Seamos sinceros: no siempre queremos "dar lo mejor", ¡especialmente cuando podemos ver una nueva temporada de nuestra serie favorita!

Sin embargo, nuestra mente y cerebro están diseñados para mejorar cuando perseveramos y damos lo mejor. Cuanto más duro trabajamos, más disciplinados somos para terminar una tarea, más crece nuestro cerebro en una dirección positiva, y más aumenta nuestra inteligencia, mejorando así la salud no solo de nuestro cerebro, sino también de nuestro cuerpo. Deberíamos tratar cada tarea que tengamos que enfrentar como un regalo de Dios para ayudarnos a crecer y desarrollarnos como seres humanos, incluso si no necesariamente lo hacemos bien la primera vez. El fracaso no es el fin del mundo, es el inicio de nuevo crecimiento en el cerebro. La indolencia y darnos por vencidos, sin embargo, pueden influir negativamente en nuestro bienestar mental y físico.

Día 95

El trabajo trae ganancias,
¡pero el solo hablar lleva a la pobreza!
—Proverbios 14:23 (NTV)

Consejo inteligente: Solo las palabras no conducen al éxito.

Es maravilloso hacer planes, tener ideas y escribir tus metas; sin embargo, llega un momento en el que las palabras no son suficientes; llega un momento en el que es necesario trabajo duro y honesto para que tus sueños se conviertan en realidad. Puedes crear realidades con tus pensamientos, que influyen en lo que dices y haces, pero integrar esas realidades en tu cabeza y tu vida requiere esfuerzo a lo largo del tiempo: tienes que pensar y hacer. Como dice la frase: ¡Roma no se construyó en una hora!

Día 96

*Sean personas que hacen la palabra, y no meramente personas
que la oyen y se engañan a sí mismas.*
—Santiago 1:22 (NRSV), traducción libre

Consejo inteligente: Las afirmaciones positivas necesitan ser apoyadas por creencias positivas y congruentes.

Tus palabras tienen que ser respaldadas por honestidad e integridad, o lo que en términos psicológicos se llama congruencia cognitiva. Las afirmaciones positivas solamente funcionan cuando crees lo que dices: la raíz y el fruto deben estar parejos. Si te mientes a ti mismo, experimentarás disonancia cognitiva, que es lo contrario a la congruencia cognitiva, lo cual puede influir en tu salud mental y física porque estás creando una guerra interna entre lo que realmente crees y lo que quieres creer. Puedes citarte a ti mismo tantos versículos de la Biblia como quieras, pero a menos que creas lo que dices, implantando la Palabra en lo profundo de tu mente, nunca podrás seguir al Mesías en pensamiento, palabra y obra.

Día 97

La boca del justo imparte sabiduría y su lengua proclama la justicia. La Ley de Dios está en su corazón y sus pies jamás resbalan.
—Salmos 37:30-31

Consejo inteligente: Una vida examinada es una vida que produce sabiduría. Por lo tanto, al decidir deliberadamente vivir una vida pensante autorregulada y disciplinada, tendrás un cerebro organizado y sano.

Palabras buenas, palabras que son sabias y hablan de justicia, salen de lo que hemos plantado en nuestra mente: nuestro "corazón". Cuando decides deliberadamente vivir una vida pensante autorregulada y disciplinada, tendrás un cerebro organizado y sano que te permite tomar decisiones sabias.

Constantemente construimos recuerdos y actualizamos nuestra mente no consciente con información nueva y mayores niveles de destreza y sabiduría, si escogemos correctamente y pensamos en cosas que producen vida y esperanza. Sin embargo, si escogemos incorrectamente, nuestra memoria y conocimiento actualizados son tóxicos y dañan el cerebro. Esas redes de memoria tóxicas influyen en lo que decimos, lo que hacemos, nuestro bienestar general, y nuestras relaciones. Tanto sabiduría como necedad vienen del interior; nosotros decidimos lo que escogemos integrar en nuestro cerebro y vivir en nuestra vida.

Día 98

La lengua que brinda alivio es árbol de vida;
la lengua perversa deprime el espíritu.
—Proverbios 15:4

Consejo inteligente: Tus palabras son importantes. Reflejan lo que piensas, decides y sientes.

Las palabras que dices son fuerzas electromagnéticas y de vida cuántica que vienen de los pensamientos que hay dentro de tu cerebro. Las integraste en tu mente al pensar, sentir y decidir a lo largo del tiempo. Esas palabras contienen poder y reflejan tus pensamientos, influyendo en el mundo que te rodea y en las circunstancias de tu vida. Por lo tanto, tus palabras son muy útiles, ya que aportan perspectiva a lo que te está reteniendo, quebrando tu espíritu o impulsándote: tu "árbol de vida".

Día 99

Si alguien se cree religioso, pero no le pone freno a su lengua, se engaña a sí mismo y su religión no sirve para nada.
—Santiago 1:26

Consejo inteligente: Declaras lo que piensas.

Las palabras que pronuncias alimentan los pensamientos físicos que has integrado en tu mente, reforzando el recuerdo del que procedían. Cuando haces declaraciones negativas y no "pones freno a tu lengua", liberas sustancias químicas negativas. Esos recuerdos negativos se fortalecen cuanto más piensas en ellos y hablas sobre ellos, y se convierten en fortalezas negativas que controlan tu actitud y tu vida. Las palabras pueden "engañar a tu corazón".

Día 100

Hermanos míos, considérense muy dichosos cuando tengan que enfrentarse con diversas pruebas.
—Santiago 1:2

Consejo inteligente: Tus percepciones se basan en cómo decides ver las cosas.

Todos tenemos que enfrentar nuestras propias montañas, nuestros propios demonios y nuestros propios esqueletos en el armario. Ninguno de nosotros está libre de problemas. Todos tenemos "diversas pruebas" que tenemos que enfrentar. Sin embargo, no podemos utilizar nuestras circunstancias como excusas para no tener éxito en la vida. Una mentalidad de víctima no nos llevará a ninguna parte.

Poder ver posibilidades y experimentar una profunda sensación de alegría y esperanza en medio de tus dificultades es *transformador*. Cambia tus pensamientos, eso permite seguir corriendo tu carrera. Es la clave del éxito, incluso cuando no puedes ver el final del camino. Es lo que te da el poder para mover montañas y crear milagros en tu vida.

Día 101

Y no solo en esto, sino también en nuestros sufrimientos,
porque sabemos que el sufrimiento produce perseverancia; la
perseverancia, entereza de carácter; la entereza de carácter,
esperanza.
—Romanos 5:3-4

Consejo inteligente: Los retos fortalecen nuestra mente, y como la mente opera mediante el cerebro, una mente fuerte significa un cerebro fuerte.

Los retos pueden sacar lo mejor de nosotros y sanar nuestro cerebro, dependiendo de cuál sea nuestra reacción a lo que estamos atravesando. Decidir llegar al otro lado de un reto produce una sensación de felicidad en el logro, y prepara el escenario para el reto siguiente con la suma de nuevas habilidades obtenidas. La entereza de carácter que construimos por medio de eso se refleja en el circuito del cerebro y ayuda a sostenernos en el futuro.

Necesitamos decidir ser felices, atravesar nuestros retos, y disfrutar del procedo de desarrollar nuevas habilidades. Si fracasamos, necesitamos levantarnos incluso si no tenemos ganas de hacerlo, ¡porque están sucediendo grandes cosas en nuestro cerebro! A pesar de cómo nos sintamos inicialmente, decidir ser felices se convertirá en la fuente de energía que nos hace seguir adelante.

Día 102

Alégrense en la esperanza, muestren paciencia en el
sufrimiento, perseveren en la oración.
—Romanos 12:12

Consejo inteligente: La felicidad es un estado mental interior.

No somos meramente felices o infelices. Nuestra felicidad no depende de nuestras circunstancias. Como observa el profesor de Harvard, Shawn Achor, "es un mito cultural que no podemos cambiar nuestra felicidad".[1] Una mentalidad positiva y basada en el amor, y la capacidad para hacer que una situación estresante actúe a favor de nosotros, están totalmente bajo nuestro control. En lugar de perder los nervios cuando las cosas no salen como esperábamos o planeábamos, podemos decidir "perder los papeles en la zona del amor", como mencioné en el día 47. Podemos preocuparnos o enojarnos, pero entregamos nuestros sentimientos a Dios en oración, recordándonos a nosotros mismos que la fortaleza de Dios está en nosotros y que tenemos los recursos interiores necesarios para lidiar con la situación y conquistar.

Día 103

*Queridos hermanos, no crean a cualquier espíritu, sino
sométanlo a prueba para ver si es de Dios.*
—1 Juan 4:1

Consejo inteligente: Las expectativas puede conducir a realidades.

Muchas veces, parece como si hubiera una voz diminuta dentro de nuestra cabeza diciéndonos que algo va a fracasar, que no somos lo bastante buenos para hacer algo, o que nunca lo haremos bien porque hemos fracasado muchas veces en el pasado. ¡No decidas escuchar esa voz! No permitas que esas palabras moldeen tus expectativas para el futuro.

Es importante entender que nuestras expectativas cambian la estructura de nuestro cerebro. Las asociaciones aprendidas dan como resultado resultados fisiológicos y cognitivos *reales*. Si esas asociaciones son positivas, se conocen como efecto placebo. En esencia, cuando aprendemos a esperar cosas buenas, entonces comienzan a suceder cosas buenas, como más energía, función inmune mejorada, y mejor desempeño mental y físico. Sin embargo, también es cierto lo contrario; pensar que van a suceder cosas malas a menudo permite que sucedan cosas malas; ¡esto se conoce como efecto nocebo!

El temor es real y puede construir asociaciones negativas aprendidas en el cerebro que influyen en nuestros pensamientos, palabras y acciones en el futuro. Las malas expectativas crean malas realidades, ¡pero no tiene que ser así! No permitas que tus temores del pasado o del presente determinen tu futuro. Usa tu poderosa imaginación para cambiar el modo en que ves tu futuro. Esto no es solamente una simple ley de atracción o ilusiones. Cuando tus expectativas están parejas con tus creencias y metas, y están en consonancia con el amor de Dios, puedes hacer lo imposible y cambiar el mundo para mejor.

Día 104

Entren por sus puertas con acción de gracias;
vengan a sus atrios con himnos de alabanza.
¡Denle gracias, alaben su nombre!
—Salmos 100:4

Consejo inteligente: La gratitud mejora la salud mental y física.

Cuando decidimos ser agradecidos, aprovechamos nuestro diseño natural. La investigación sobre los efectos que tiene la gratitud en nuestra biología muestra que ser agradecidos aumenta nuestra longevidad, nuestra capacidad para usar nuestra imaginación, nuestra capacidad para resolver problemas, y nuestra salud en general.

Contar tus bendiciones ahora realmente hace que sea más fácil reconocerlas más adelante, porque tu mente será cada vez mejor en el proceso de construir una mentalidad positiva y agradecida, de modo que comienza a hacer que esto sea parte de tu rutina de cuidado personal mental diario. Si entrenas tu mente para ver el vaso medio lleno, ¡pronto estará rebosando!

Día 105

El Señor es mi fuerza y mi escudo; mi corazón en él confía; de
él recibo ayuda. Mi corazón salta de alegría, y con cánticos le
daré gracias.
—Salmos 28:7

Consejo inteligente: Eres tan feliz como quieras serlo; la felicidad es una
decisión. Cuanto más feliz eres, más sano es tu cerebro.

La vida es dura, pero también puede ser hermosa. Felicidad,
satisfacción y éxito no son marcadores estadísticos en una vida
lineal; son tan dinámicos y poderosos como tus pensamientos
hacen que sean, al margen de tus circunstancias. Puedes estar
en el lugar más feo del mundo, con un millón de fechas límite y
la incertidumbre del mañana, y aun así puedes sonreír y reír, y
disfrutar del momento "ahora".

El conocimiento de que Dios está detrás de ti, que es tu
"fuerza y tu escudo", te da esperanza y la valentía para sonreír
cada momento de cada día. Su amor y su cuidado están siempre
presentes; Dios es siempre fiel. Nada puede separarte de su amor,
un amor que quiere que tengas éxito y vivas a la altura de tu pleno
potencial.

Día 106

Así que no se angustien ni tengan miedo.
—Juan 14:27 (NTV)

Consejo inteligente: Responder positivamente al estrés puede afectar positivamente tu salud mental y física.

Como todo en la vida, el modo en que ves tus situaciones estresantes puede afectar el modo en que lidias con situaciones difíciles. Esto es liberador, porque la investigación muestra que el modo en que ves el estrés puede hacer que tu cuerpo trabaje a tu favor o en tu contra. Dependiendo de *tus* percepciones, puedes hacer que una situación difícil trabaje para ti o contra ti. No estás indefenso; tienes la capacidad de cambiar tu realidad.

Si enfrentas una situación difícil con la actitud del "vaso medio lleno" en lugar del "vaso medio vacío", y sin permitir que tu corazón "se angustie", los vasos sanguíneos alrededor de tu corazón comienzan a dilatarse. Un mayor flujo sanguíneo resulta en mayor flujo de oxígeno a tu cerebro, lo cual a su vez aumenta tu fluidez cognitiva y claridad de pensamiento; es decir, tu capacidad no solo para enfrentar un reto sino también para superarlo. Este mayor flujo sanguíneo también balancea los sistemas nerviosos simpático y parasimpático, alimentando el crecimiento intelectual. Se encenderá un interruptor genético dentro del hipocampo de tu cerebro, que fortalece tu cuerpo y te permite lidiar con una situación difícil. Se activarán más de 1400 respuestas neurofisiológicas, permitiéndote mantenerte fuerte en medio de la adversidad.

Día 107

El modo de mantener sus vidas es ser pacientes.
—Lucas 21:19 (NRSV), traducción libre

Consejo inteligente: El estrés puede trabajar en tu favor o en tu contra.

Cuando lees acerca de los efectos negativos sobre la salud de no manejar el estrés correctamente, puedes estresarte por estar estresado, lo cual permite que todas esas consecuencias negativas te afecten negativamente. Es como cuando lees acerca de los peligros de no dormir y lo malo que es para ti, y después no puedes dormir porque estás preocupado por no poder dormir (¡todos hemos estado ahí!). Con frecuencia, se hace tanto énfasis en lo que es malo para nosotros y lo que puede salir mal, que olvidamos enfocarnos en lo que es bueno para nosotros.

Ser pacientes con nuestras circunstancias y fuertes en medio de los retos, nos capacita para atravesar tiempos difíciles. Debemos confiar en la esperanza futura que tenemos en Jesús el Mesías, y comprender que podemos hacer que el cuerpo trabaje en nuestro favor o en nuestra contra solo por nuestras percepciones.

No tenemos que permitir que el estrés se lleve lo mejor de nosotros y arruine nuestra salud y nuestra vida. Recuerda: nuestra percepción del estrés es clave y está bajo *nuestro* control. Podemos enfrentar cualquier cosa que llegue a nuestro camino, y podemos lidiar con ello.

Todo es cuestión de perspectiva.

Día 108

*Luego dijo Jesús: Vengan a mí todos los que están cansados y
llevan cargas pesadas,
y yo les daré descanso.*
—Mateo 11:28 (NTV)

> **Consejo inteligente:** Dentro del diseño de nuestro genoma tenemos un interruptor genético que se activa cuando percibimos el estrés bajo una luz positiva, lo cual aumenta nuestra resiliencia en situaciones estresantes.

La Escritura no promete que nunca enfrentaremos tiempos difíciles; sin embargo, sí nos recuerda constantemente que Dios está con nosotros siempre. Él nunca se va de nuestro lado; Él es un lugar de descanso y refugio.

Sin duda, podemos tener confianza en el modo en que Él diseñó nuestra mente y nuestro cerebro. Por ejemplo, dentro del diseño de nuestro genoma tenemos un interruptor genético que se activa cuando percibimos el estrés como positivo, lo cual aumenta nuestra resiliencia en situaciones estresantes. ¡Cuán extraordinario es nuestro Dios!

Hay momentos en los que tal vez sentimos que no tenemos ningún poder sobre nuestra vida o nuestras circunstancias, ¡pero sí lo tenemos! Nuestra capacidad de pensar, sentir y decidir es poderosa y resiliente de modo innato; tenemos una mente que es más potente que todos los teléfonos inteligentes del planeta *combinados*. Estamos más que equipados para lidiar con cualquier cosa que encontremos en nuestro camino.

Día 109

Tú creaste mis entrañas;
me formaste en el vientre de mi madre.
—Salmos 139:13

> **Consejo inteligente:** La ley del cerebro es la diversidad, lo cual significa que los pensamientos que integras en tu cerebro son totalmente únicos para ti. Nadie piensa, habla o actúa como tú lo haces.

Una gran parte de no ser capaz de lidiar con el estrés de manera positiva llega con la baja autoestima y la falta de confianza en nuestras capacidades. Es importante recordar que eres extraordinario, y puedes hacer algo que nadie más puede hacer. Puedes pensar como nadie más puede hacerlo; esto se conoce como la ley de la diversidad en el cerebro. Fuiste creado y diseñado por un Dios increíble para hacer cosas increíbles. Tienes algo grande que aportar al mundo. ¿Por qué conformarte con menos cuando eres mucho más?

Toma el tiempo para creer verdaderamente en ti mismo. Si no tienes confianza en tus capacidades, sin importar cuán diestro y talentoso seas, tu desempeño y tu salud sufrirán.

Día 110

Tus manos me hicieron y me formaron.
—Salmos 119:73

Consejo inteligente: Lo que *tú* piensas importa.

Cada pensamiento que tienes importa porque cambia tu cerebro. Tú creas tu realidad única y moldeas tu cerebro con tus pensamientos únicos. Has sido diseñado por Dios con un modo de pensar hermoso, concreto para ti, y evidente desde la infancia. Nadie piensa como tú; nadie pensará nunca como tú. Hay algo que tú puedes hacer y que nadie más puede hacer.

Cuanto más descubras cómo piensas, sientes y decides de modo único, más comprenderás la huella de tu increíble autenticidad, tu propósito, y tu parte en el reino como hijo o hija del Dios altísimo. Mientras más descubras quién eres en lo más profundo de tu ser, más amarás a la persona que fuiste creada para ser.

Día 111

Te conocía aun antes de haberte formado
en el vientre de tu madre.
—Jeremías 1:5 (NTV)

> **Consejo inteligente:** Tú eres el único capaz de hacer lo que puedes hacer, porque tu mente activa tu cerebro de un modo que es diferente al de todas las demás personas en el planeta.

Dios no comete errores. Él te creó con intención y propósito. Si te encuentras en un mal lugar en la vida, recuerda que no es eso lo que eres en lo profundo de tu ser, sino más bien en quién te has convertido. Puedes cambiar. Puedes volver a encontrarte a ti mismo, tu modo de ser "único".

Aunque puede que no creas que puedes cambiar, ¡realmente puedes! Tu identidad surge de cómo piensas, hablas y actúas, y cuanto más reconozcas cuán maravillosa es tu verdadera identidad, más podrás aceptar esa identidad y traer el cielo a la tierra a tu manera única.

Recuerda que estás diseñado para reflejar una parte única de la imagen de lo divino. Tu valía y dignidad están unidas intrínsecamente a la magnificencia de Dios. Cuando eres tú mismo, todos llegamos a conocer mejor a Dios.

Día 112

Nosotros somos el barro y tú el alfarero.
Todos somos obra de tu mano.
—Isaías 64:8

Consejo inteligente: Tienes un patrón de pensamiento personalizado: tu propio modo de pensar, único y exclusivo.

Tu Yo Perfecto, el modo único en que Dios te ha moldeado y formado, es como un filtro en una pantalla. Cuando este filtro está atascado por la baja autoestima o el pensamiento tóxico, no eres libre para ser tú mismo. Todos hemos estado ahí: sentimos que hay una batalla en nuestro interior, como si la persona en quien nos hemos convertido estuviera luchando contra quien sabemos en lo profundo de nuestro ser que somos realmente. Cuando te apartas de tu Yo Perfecto estarás en conflicto, y eso hará que te sientas frustrado e infeliz. Incluso reducirá temporalmente tu inteligencia, ¡y conducirá potencialmente a una mala salud mental y física!

Donde va tu mente, seguirán tu cerebro y tu cuerpo. Cuando aprendes a enfocarte en Dios, que es amor, y en lo que Él dice sobre ti, aprendes a aceptar tu identidad única y a descubrir quién eres verdaderamente en Él.

Día 113

Dios miró todo lo que había hecho y
consideró que era muy bueno.
—Génesis 1:31

Consejo inteligente: La ciencia confirma que no eres un error, porque no hay dos cerebros iguales, desde el nivel estructural hasta el nivel cuántico. No hay tal cosa como un cerebro "no normal". Cada cerebro es único.

Actuar en tu modo único de pensar, sentir y decidir, o lo que yo llamo tu Yo Perfecto, es un modo de que celebres quién eres. En un mundo en el que con frecuencia nos dicen que no somos dignos o no estamos a la altura de una norma en particular, que no somos "normales", ¡esta celebración es fundamental!

Sin duda, no podemos vivir verdaderamente para Dios o transformar nuestras sociedades si aborrecemos lo que vemos frente al espejo. Tu Yo Perfecto está integrado tan profundamente e intrínsecamente en el tejido de quién eres, que cuando lo reconoces desarrollas una consciencia íntima de él y deseas ser tú mismo. Reconoces que quien eres es fundamentalmente *bueno* y que tienes mucho que aportar al mundo.

Día 114

Tenemos dones que difieren según la gracia que se nos ha dado,
y debemos utilizarlos apropiadamente.
—Romanos 12:6 (NRSV), traducción libre

Consejo inteligente: Todos pensamos, hablamos y actuamos de maneras diferentes.

No hay nadie como tú, lo cual significa que hay algo que tú puedes hacer y nadie más puede hacer. Debido al modo único que tienes de pensar, sentir y decidir, tu experiencia de vida mejorará la mía. Somos creados diferentes, y estamos diseñados para trabajar juntos. Cuando no eres tú mismo, y cuando yo no soy yo misma, perdemos la oportunidad de conocer mejor a Dios, ¡porque cada uno refleja su imagen de modo único y hermoso!

Día 115

En cambio, el fruto del Espíritu es amor, alegría, paz,
paciencia, amabilidad, bondad, fidelidad, humildad y dominio
propio. No hay ley que condene estas cosas.
—Gálatas 5:22-23

Consejo inteligente: Cuando aprendes a aceptar quién eres, puedes actuar de maneras positivas.

Cuando comienzas a comprender tu Yo Perfecto y su estructura, puedes comenzar a caminar por la vida con anticipación y libertad, alegrándote a pesar de las circunstancias. Tu Yo Perfecto te hace libre para ser quien eres y para hacer lo que amas.

Actuar en tu Yo Perfecto produce satisfacción y contentamiento. Revela tus cualidades más íntimas, que están regidas por amor, alegría, paz, paciencia, amabilidad, bondad, fidelidad, humildad y dominio propio, porque estás hecho a imagen del Dios trino. Puedes amarte a ti mismo y a los demás porque reconoces a Dios en todas las personas, puedes encontrar alegría y paz al margen de tus circunstancias, puedes ser amable, generoso y fiel con lo que Dios te ha confiado, y puedes entender que tú tienes el control de lo que piensas, dices y haces.

Día 116

Y cambiaron la gloria del Dios inmortal por imágenes que eran réplicas del hombre mortal, de las aves, de los cuadrúpedos y de los reptiles
—Romanos 1:23

Consejo inteligente: No puedes estar verdaderamente satisfecho al ser algo o alguien que no fuiste creado para ser.

En nuestra sociedad actual, puede llegar a ser muy confuso encontrar alguna identidad estable, de modo que es fundamental que comencemos a entender lo que significa ser hechos a imagen de Dios. Cada uno de nosotros necesita encontrar su parte única de esa imagen, porque si no lo hacemos, el mundo nos catalogará. Recuerda: nos convertiremos en aquello en lo que más nos enfoquemos. Los israelitas cambiaron su gloria (su Yo Perfecto como portadores de la imagen de Dios) por la imagen del becerro de oro, y también nosotros podemos perdernos a nosotros mismos intentando ser lo que no somos llamados a ser.

Nos convertimos en aquello que amamos, de modo que debemos aprender a amar a nuestro Dios viendo su parte increíble de eternidad en nuestro interior. Enfocarnos en Dios aumentará la autenticidad de nuestro Yo Perfecto; ninguna otra cosa nos satisfará. Eres otra persona terrible, pero eres un Yo Perfecto.

Día 117

Un árbol bueno no puede dar fruto malo y un árbol malo no puede dar fruto bueno.
—Mateo 7:18

Consejo inteligente: Actuar en contra de tu verdadera naturaleza de amor y tus creencias puede afectar tu salud mental y física.

A fin de mantener una perspectiva y un patrón consistentes en tu vida, es necesario que tu espíritu, pensamientos, sentimientos, decisiones, palabras y acciones estén en consonancia. Cuando dices o haces algo en lo que tu cerebro no "cree", es insostenible y puede volverse tóxico. Esos pensamientos tóxicos pueden afectar tu salud mental y física, tus relaciones, y la calidad general de tu vida.

La disonancia cognitiva no puede ocultarse. Vivir una mentira es un obstáculo en el camino hacia el éxito y la felicidad, y evitará que estés a la altura de tu pleno potencial.

Día 118

Porque todo lo que Dios ha creado es bueno.
—1 Timoteo 4:4

Consejo inteligente: Estás diseñado para ser tú mismo.

Puedes intentar con todas tus fuerzas ser algo o alguien distinto a como Dios te diseñó, pero eso creará conflicto en tu mente y tu cuerpo. En lo más profundo de tu ser siempre regresarás a tu inclinación natural: tu Yo Perfecto. Compararte con otros, intentar estar a la altura de estándares imposibles, o actuar y hablar conforme a lo que crees que otros quieren, puede dañar tu salud mental y física, y evitar que seas verdaderamente feliz y sano en la vida. Te alejas del modo "bueno" en que Dios te diseñó, y terminas perdiendo tu sentimiento de paz y autenticidad.

Día 119

Pues somos la obra maestra de Dios. Él nos creó de nuevo en Cristo Jesús, a fin de que hagamos las cosas buenas que preparó para nosotros tiempo atrás.
—Efesios 2:1 (NTV)

Consejo inteligente: No puedes ser tan exitoso como otra persona. Tu éxito está determinado por tu singularidad.

Debemos recordar que el éxito, en términos de *shalom* y prosperidad holística y bíblica, no se define por una colección de bienes, acumulación de poder, o dinero en el banco. Si esa fuera la fórmula, no habría preocupaciones para quienes están en los tramos impositivos más elevados. En cambio, el éxito es vivir el propósito de Dios para nuestras vidas, usando el Yo Perfecto que Él nos ha dado para transformar nuestra comunidad y, al hacerlo, traer el cielo a la tierra. Como resultado, cada uno de nosotros será exitoso de distintas maneras, porque cada uno de nosotros puede hacer algo que nadie más puede hacer. Todos tenemos diferentes "caminos" que debemos recorrer.

Día 120

De hecho, aunque el cuerpo es uno solo, tiene muchos miembros y todos los miembros, no obstante ser muchos, forman un solo cuerpo. Así sucede con Cristo.
—1 Corintios 12:12

Consejo inteligente: Somos hechos para la comunidad.

Las relaciones, sin duda, no serían relaciones si todos fuéramos iguales. Nuestras diferencias dan forma a nuestras relaciones y las mejoran. Aunque nunca podríamos entender la importancia de nuestros pensamientos para todos los que nos rodean, ya que no podemos saberlo todo, podemos tener cierta sensación de nuestra conexión cuando un ser querido está triste, y nuestro corazón se duele, o si vemos las noticias y sentimos compasión por las personas que atraviesan circunstancias increíblemente difíciles. Todos representamos colectivamente la magnífica creación de Dios. Él es todo el sistema, y nosotros somos las partes. Nadie es mejor que los demás. Como células en el cuerpo humano, nos originamos de una fuente, pero tenemos funciones distintas dependiendo de quiénes somos y dónde estamos dentro de una comunidad más grande.

Día 121

Él hace que todo el cuerpo encaje perfectamente. Y cada parte,
al cumplir con su función específica, ayuda a que las demás se
desarrollen, y entonces todo el cuerpo crece y está sano y lleno
de amor.
—Efesios 4:16 (NTV)

> **Consejo inteligente:** Estamos diseñados para servirnos y amarnos unos a otros.

Tenemos algo único que aportar al mundo. ¡Nuestras comunidades nos necesitan! De hecho, nuestro cerebro y nuestro cuerpo responden positivamente cuando nos convertimos en miembros activos en una comunidad. Por ejemplo, el sistema mesolímbico de dopamina, un sistema unido a la adicción, se enciende cuando damos a otros, produciéndonos una profunda sensación de placer. Esencialmente, estamos configurados para servir a otros, ¡porque el servicio nos alinea con nuestro diseño programado para el amor!

Día 122

Sobre todo, vístanse de amor, lo cual nos une a todos en perfecta armonía.
—Colosenses 3:14 (NTV)

Consejo inteligente: La ciencia muestra que el amor puede sanarnos.

Hay un "desaprendizaje" masivo de pensamientos negativos tóxicos cuando actuamos en amor. Podemos desaprender temor negativo, pues no es parte de nuestro funcionamiento natural innato, nuestro Yo Perfecto. Investigación neurocientífica reciente demuestra que las sustancias químicas que libera el cerebro cuando estamos actuando en nuestro Yo Perfecto incluyen oxitocina, que literalmente funde y elimina conjuntos de pensamientos tóxicos negativos para que pueda producirse una transformación de nuevos circuitos no tóxicos. Esta sustancia química también se libera cuando confiamos, establecemos vínculos y nos acercamos a otros. Por lo tanto, ¡decidir operar en la naturaleza por defecto del amor puede literalmente eliminar el temor!

Día 123

¡Qué maravilloso y agradable es cuando los hermanos conviven en armonía!
—Salmos 133:1 (NTV)

> **Consejo inteligente:** Nuestra mente, cerebro y cuerpo prosperan cuando interactuamos positivamente con otras personas.

Los seres humanos somos animales sociales. Nos guste o no pasar tiempo a solas, todos necesitamos la comunidad. De hecho, relacionarnos positivamente con personas en nuestra red de apoyo social se relaciona con diversos resultados físicos y mentales deseables. La participación en la comunidad se ha relacionado con salud mental y resiliencia cognitiva, reducción del dolor crónico, menor presión sanguínea, y salud cardiovascular mejorada. ¡Estamos diseñados para prosperar en comunidad!

Día 124

Vuelve a mí tu rostro y tenme compasión, pues me encuentro solo y afligido. Crecen las angustias de mi corazón; líbrame de mis aflicciones.
—Salmos 25:16-17

Consejo inteligente: La soledad puede afectar negativamente nuestra salud mental y física.

El aislamiento puede afectar negativamente nuestro bienestar. La soledad realmente aumenta el riesgo de mortalidad prematura entre todas las edades, haciendo que sea un riesgo de salud pública creciente. ¡No es extraño que el aislamiento social se haya usado como un tipo de castigo o tortura! Deberíamos tomarnos en serio el peligro que plantea el aislamiento. Deberíamos trabajar todos juntos para construir comunidades amorosas y resilientes donde vivimos.

Día 125

El egoísta busca su propio bien; contra todo sano juicio inicia
un pleito.
—Proverbios 18:1

> **Consejo inteligente:** Las fantasías nunca deberían llegar a ser más importantes que la realidad.

Cuanto más alejados estemos de la conexión humana, más alto es el potencial para que recurramos a un mundo de fantasía como sustitución de la realidad, en lugar de utilizar nuestra imaginación como una herramienta para crear una vida exitosa y satisfactoria. Hasta cierto grado, todos fantaseamos con cómo podrían o deberían ser las cosas, y esas imaginaciones a menudo nos alientan a perseguir nuestros sueños. Sin embargo, nuestra imaginación no debería estar divorciada de la vida real; de otro modo, nuestras fantasías pueden llegar a ser más importantes para nosotros que la realidad. Cuando nuestras fantasías cobran esa importancia, con frecuencia conducen al aislamiento social a largo plazo, el cual puede afectar de modo drástico nuestra salud y reducir nuestra esperanza de vida.

Día 126

Pensemos en maneras de motivarnos unos a otros a realizar
actos de amor y buenas acciones.
—Hebreos 10:24 (NTV)

Consejo inteligente: Cuanto más nos acerquemos en amor, más responderán nuestro cerebro y nuestro cuerpo en una dirección positiva.

La soledad, por naturaleza, no es algo que podamos solucionar nosotros solos. Tenemos que acercarnos a todos los grupos de edad y esferas de la sociedad para combatir el aislamiento social y mejorar la salud mental y física. Es importante fomentar la conexión social en cada área de nuestra vida. Necesitamos desarrollar una mentalidad holística de comunidad si queremos tener éxito en la vida y si queremos ayudar a otros a tener éxito en la vida. Necesitamos descubrir constantemente maneras nuevas de llegar a ser miembros activos en nuestra comunidad, pensando, hablando, y actuando en amor siempre que sea posible.

Día 127

En fin, vivan en armonía los unos con los otros; compartan penas y alegrías, practiquen el amor fraternal, sean compasivos y humildes.
—1 Pedro 3:8

Consejo inteligente: Aumentamos nuestra tasa de sanidad cuando nos acercamos para ayudar a otros en nuestros momentos de angustia.

¿Alguna vez ayudaste a alguien que tenía necesidad, o pasaste un día en un albergue o un refugio para indigentes? Nada podría sustituir nunca la sensación de acercarnos a otros en amor. Esos momentos no tienen precio; momentos en los que podemos sentir la presencia del cielo en la tierra.

De hecho, la investigación muestra que cuando hacemos cosas buenas y nos acercamos en amor, se liberan endorfinas y serotonina que nos hacen sentirnos estupendamente. Estas sustancias químicas desintoxican nuestro cerebro, nos sanan, y aumentan nuestra motivación y sabiduría, ayudándonos a negociar la vida más exitosamente. ¡Actuar en amor es un componente esencial de la buena vida!

Día 128

Porque donde dos o tres se reúnen en mi nombre,
allí estoy yo en medio de ellos.
—Mateo 18:20

Consejo inteligente: La investigación muestra que el amor que recibimos al interactuar con otros tiene el poder de sanarnos; sin embargo, también se aplica lo contrario: las personas pueden morir de soledad.

Hay algo muy poderoso acerca de Mateo 18:20. Todos sabemos que Dios nunca nos deja ni nos abandona, pero es increíble pensar que, cuando estamos en una comunidad de amor, tratándonos unos a otros con respeto, bondad y compasión, es como si el Mesías estuviera ahí a nuestro lado. Su gracia y poder sanador saturan la sala; la presencia del amor verdadero entre personas puede ser increíble. Ciertamente, nuestro cerebro y nuestro cuerpo prosperan en un entorno así, que sana nuestros dolores y hace que volvamos a sentirnos humanos. ¡El amor auténtico e incondicional realmente tiene el poder de hacer nuevas todas las cosas!

Día 129

Den, y recibirán. Lo que den a otros les será devuelto por completo: apretado, sacudido para que haya lugar para más, desbordante y derramado sobre el regazo.
—Lucas 6:38 (NTV)

Consejo inteligente: Servir a otros puede ayudarte a atravesar tiempos difíciles, aumentar tu resiliencia ante el estrés tóxico, mejorar tu salud, e incluso aumentar tu longevidad.

Muchos de nosotros, cuando estamos atravesando tiempos difíciles, tenemos tendencia a aislarnos y decir que necesitamos "tiempo para mí". Aunque sin duda es sano pasar tiempo a solas con tus pensamientos, el escapismo nunca es la respuesta. La investigación ha mostrado que interesarnos por los demás en nuestro estado de necesidad en realidad aumenta nuestra resiliencia, ¡y reduce nuestro riesgo de morir! Una de las mejores cosas que podemos hacer cuando estamos atravesando tiempos difíciles es acercarnos a otros con amor y servir a nuestra comunidad.

¡Siempre hay alguien que necesita nuestra ayuda!

Día 130

Luego dijeron: Construyamos una ciudad con una torre que
llegue hasta el cielo.
De ese modo, nos haremos famosos.
—Génesis 11:4

Consejo inteligente: El poder de la comunidad puede utilizarse para bien o para mal.

Cuando las personas se juntan en nombre del amor, pueden cambiar el mundo; sin embargo, como nos ha demostrado la historia, las comunidades tienen también un lado oscuro. Los seres humanos pueden formar grupos y atacar a personas que consideran "el otro", o pueden juntarse y edificar un imperio que trae el infierno y no el cielo a la tierra; pensemos en la Alemania nazi, por ejemplo. Es increíblemente importante que reconozcamos el poder de la comunidad y que puede usarse para bien o para mal, para excluir o para amar. Es importante que nos aseguremos constantemente de que nuestros pensamientos, palabras y acciones estén a la altura del ejemplo de amor e inclusividad que vemos en el Mesías.

Día 131

Luego dijeron: Construyamos una ciudad con una torre que llegue hasta el cielo. De ese modo, nos haremos famosos.
—Génesis 11:4

Consejo inteligente: Tú creas materia con tu mente.

Tus pensamientos, sentimientos y decisiones crean materia. Tus recuerdos físicos están hechos de proteínas que se expresan mediante tus genes, los cuales son encendidos o apagados por tus pensamientos. Esos pensamientos producen fruto: las palabras y acciones que son exclusivas de ti y que son una construcción de tu mente.

La pregunta es esta: ¿qué clase de materia estás creando? ¿Estás creando la torre de Babel con tus pensamientos, adorando y amando la creación más que al Creador? ¿O estás creando una ciudad de Dios, un lugar donde el amor del cielo y la belleza de la tierra se encuentran? ¿Vives para hacerte famoso, o vives una vida de amor? Tu mente es increíblemente poderosa, de modo que está atento a cómo la usas.

Día 132

Por lo tanto, Cristo en verdad nos ha liberado. Ahora asegúrense de permanecer libres y no se esclavicen de nuevo a la ley.
—Gálatas 5:1 (NTV)

Consejo inteligente: Estamos diseñados para decidir y crear; esa es la naturaleza del amor y la naturaleza de la realidad, lo cual se muestra en las leyes de la física cuántica.

Dios ha creado un universo probabilístico y abierto. Hay un conjunto de posibilidades de percepción infinito. Aunque eso puede parecer complicado, es esencialmente otro modo de describir el libre albedrío y el poder de la decisión. Podemos escoger vida o muerte, bendiciones o maldiciones.

La física cuántica es una descripción con base matemática de la apertura de nuestra capacidad de decidir. Dios usa la ciencia para revelar su majestad, ¡y el regalo de la libertad que Él nos ha dado! Y nos corresponde a nosotros decidir si permitimos que esa libertad nos edifique o nos derribe. Somos libres para *decidir*, de modo que deberíamos hacer todo lo posible por decidir sabiamente convertir probabilidades positivas en realidades positivas, y evitar estar "esclavizados".

Día 133

No se angustien ni se acobarden.
—Juan 14:27

Consejo inteligente: El temor es tóxico para el cerebro y el cuerpo.

Cuando estamos en un modo de temor constante, permitiendo que las probabilidades negativas se apoderen de nuestra mente, quedaremos atrapados en un ciclo tóxico de respuestas químicas y neurológicas que influyen en las decisiones que tomamos y las reacciones que ponemos en movimiento. A menos que decidamos conscientemente vetar y superar esas reacciones, estaremos voluntariamente en manos del entorno, las reacciones de nuestro cuerpo, y los recuerdos tóxicos del pasado.

Si permitimos que nuestros temores nos controlen, crearemos caos y desorden en la mente, con todas las consecuencias negativas que eso conlleva. Sin embargo, no tenemos que seguir recorriendo esa senda oscura. Podemos cambiar, si decidimos *usar nuestra mente* para cambiar nuestro cerebro. Podemos situarnos de nuevo al volante y rediseñar nuestros pensamientos en consonancia con nuestra naturaleza programada para el amor.

Día 134

¡Sé fuerte y valiente! No tengas miedo ni te desanimes, porque el
Señor tu Dios está contigo
dondequiera que vayas.
—Josué 1:9 (NTV)

> **Consejo inteligente:** Escoger el amor y no el temor puede sanar tu cerebro y tu cuerpo, y ayudarte a lidiar con la vida. Tu genoma está diseñado para responder a tus pensamientos y palabras.

Sentirnos abrumados por el estrés *no* es normal. Cuando estamos expuestos a algo tóxico o pensamos en ello, y hay grupos de pensamientos implicados con emociones tóxicas incluidas, pondrán en movimiento una cascada química, lanzando nuestra mente y nuestro cuerpo al modo de estrés tóxico y afectando nuestro genoma.

Por lo tanto, es imperativo que aprendamos a controlar nuestros pensamientos, llevando cautivos nuestros pensamientos y renovando la mente, y al hacerlo renovar nuestras emociones. No reprimas pensamientos o emociones tóxicas, porque explotarán en algún momento en tu vida. Decide tener fe en la fortaleza de Dios cuando sientas que no te quedan fuerzas. Confía en su amor para ayudarte, y esta confianza te permitirá perseverar en medio de circunstancias difíciles.

Día 135

La angustia abate el corazón del hombre.
—Proverbios 12:25

Consejo inteligente: Cuanto más te preocupas y temes algo, es más probable que ese algo se produzca.

Cada pensamiento cambia la química cerebral, lo cual influye en las 75 a 100 trillones de células del cuerpo a velocidades cuánticas. El impacto es instantáneo, y está literalmente más allá del espacio y el tiempo. Una experiencia de estrés tóxico y temor puede progresar rápidamente hacia una mala salud mental si se le da vueltas constantemente y no se maneja. Recuerda: ¡aquello en lo que más pensemos crecerá!

Sin duda, cada pensamiento tiene emociones vinculadas; ¡es importante que no te sientas mal por tus sentimientos! Necesitas encontrar maneras seguras y controladas de expresar esas emociones, permitiendo que salgan "perdiendo los papeles en la zona del amor", y después reconceptualizarlas por medio de la acción mental dirigida.

Día 136

Depositen en él toda ansiedad,
porque él cuida de ustedes.
—1 Pedro 5:7

Consejo inteligente: La mala salud mental comienza con nuestros pensamientos.

Una mala salud mental no es una enfermedad. Es trauma o reacciones de pensamiento habituales e incorrectas con las que no hemos lidiado. Esos patrones de pensamiento crean caos neurológico que puede manifestarse como trastornos de la mente. La mala salud mental comienza con el modo en que reaccionamos a la vida y lidiamos con ella, y puede afectar drásticamente cómo vivimos nuestra vida. Afecta a todo el mundo, porque todos tenemos periodos en nuestra vida cuando atravesamos dificultades.

Es muy importante aprender a controlar nuestros pensamientos si queremos desarrollar nuestra fortaleza y resiliencia mental. Cuando nos entrenamos a nosotros mismos para llevar cautivos nuestros pensamientos y depositar nuestra ansiedad en Dios, podemos enfrentar cualquier cosa que la vida nos lance. Será difícil y tomará tiempo, al menos de sesenta y tres a ochenta y cuatro días consecutivos de práctica por cada problema tóxico, pero es posible.

Día 137

*Así que no se preocupen por el mañana, porque el día de
mañana traerá sus propias preocupaciones. Los problemas del
día de hoy son suficientes por hoy.*
—Mateo 6:34 (NTV)

> **Consejo inteligente:** La preocupación puede causar daño en el cerebro y el
> cuerpo.

Recuerda que los pensamientos son cosas *reales* formadas por
proteínas que ocupan bienes raíces mentales. Si nos preocupamos
cada día por lo que podría suceder o lo que ha sucedido, recrea-
mos repetidamente la señal que estimula la expresión genética
para construir y fortalecer ese pensamiento como memoria a
largo plazo. El recuerdo conduce a un sentimiento de inquietud
que produce una respuesta de estrés tóxico que, a su vez, afecta
nuestra salud mental y física y nuestras relaciones.

Entrena tu mente para no dar vueltas a probabilidades que
son solamente posibilidades y proyectarlas al futuro. Las posibilidades no existen hasta que les des el poder de existir por medio
de tu mente. No dejes que la preocupación progrese hacia la
ansiedad y después el trauma, porque cuanto más fuertes sean
esos temores, más tiempo y esfuerzo se necesita para cambiarlos.
Corta de raíz las emociones negativas; no permitas que crezcan
como si fueran malas hierbas dentro de tu cerebro.

Día 138

*No se preocupen por nada; más bien, en toda ocasión, con
oración y ruego, presenten sus peticiones
a Dios y denle gracias.*
—Filipenses 4:6

Consejo inteligente: Los patrones de pensamiento no controlados y negativos
son tóxicos para el cerebro y el cuerpo.

Cuanta más energía demos a un pensamiento tóxico, más crece,
y más consumidos y atrapados por él nos sentimos. Esto crea una
respuesta de estrés tóxico y nos afectará hasta el nivel de nuestros
genes. Producirá fruto tóxico en nuestra vida, evitando que vivamos
en nuestro pleno potencial o traigamos el cielo a la tierra mediante
nuestro modo único de pensar, sentir y decidir. Esencialmente nos
convertimos en espejos rotos, reflejando nuestro dolor y temor al
mundo, en lugar del amor y la gracia de Dios.

Sin embargo, cuanto más nos enfocamos en el amor de Dios,
más nos sumergimos en "lo amoroso" de Él, y más podemos lidiar
con nuestro dolor y nuestros temores. Cuanto más hablamos al
Espíritu Santo sobre lo que estamos atravesando, y le damos gracias por ayudarnos a usar el poder con el que Dios nos ha creado
para cambiar y crecer, más podemos cambiar el modo en que
pensamos acerca de nuestro pasado. Este nuevo pensamiento nos
permite vivir en nuestro pleno potencial en el futuro.

Día 139

De modo que se toleren unos a otros y se perdonen si alguno
tiene queja contra otro.
—Colosenses 3:13

Consejo inteligente: La amargura y la falta de perdón pueden dañar el cerebro.

Yo no sé lo que tú has atravesado. No conozco el dolor que otras personas te han causado, al igual que tú no sabes lo que yo he experimentado en mi vida. Sin embargo, lo que sí sé, basándome en mi experiencia personal y profesional, es que es importante reconocer cómo nos han herido otras personas y perdonarlas. Si nos aferramos a nuestro dolor, puede desarrollarse y convertirse en una mentalidad amargada y tóxica que puede influir negativamente en el modo en que pensamos, hablamos y actuamos.

Día 140

*Líbrense de toda amargura, furia, enojo, palabras ásperas,
calumnias y toda clase de mala conducta. Por el contrario, sean
amables unos con otros, sean de buen corazón, y perdónense
unos a otros, tal como Dios los ha perdonado a ustedes por
medio de Cristo.*
—Efesios 4:31-32 (NTV)

Consejo inteligente: El perdón influye positivamente en nuestra salud mental y física.

Adoptar una mentalidad de perdón es una *decisión*, un acto de tu libre albedrío, y conlleva grandes beneficios para la salud. El perdón te permite liberar pensamientos tóxicos de ira, resentimiento, amargura, vergüenza, tristeza, lamento, culpabilidad y odio. Te saca de la fuente del problema, eliminando la energía negativa de los pensamientos tóxicos. Las personas que desarrollan la capacidad de perdonar tienen un mayor control sobre sus emociones y están significativamente menos enojadas, molestas y heridas, ¡y su salud es mucho mejor!

Día 141

Perdónanos nuestras ofensas, como también nosotros hemos
perdonado a nuestros ofensores.
—Mateo 6:12

Consejo inteligente: Cuando perdonas, cambias la estructura de tu cerebro en una dirección positiva.

El perdón no es una excusa para la conducta de alguien. Por su naturaleza misma, el perdón reconoce la ofensa y, al mismo tiempo, decide mostrar gracia y misericordia. Sin duda, perdón no significa olvidar, justificar o excusar lo que sucedió. El perdón reconoce el dolor y lo reconceptualiza, liberando la pesada carga de la amargura y el resentimiento.

Día 142

No juzguen y no se les juzgará. No condenen y no se les condenará. Perdonen y se les perdonará.
—Lucas 6:37

Consejo inteligente: El perdón es importante para tu salud.

Como ser humano que ha experimentado muchas situaciones dolorosas, sé que la gracia y la misericordia no siempre resultan fáciles; sin embargo, no es importante cómo perdonas mientras lo hagas, ya sea por ti mismo al igual que por el bien de las personas que te rodean. Conversar con un amigo, terapeuta o consejero (espiritual o de otra clase) puede ser útil durante el proceso, y te permitirá ordenar tus sentimientos.

Recuerda que nos fundimos con nuestros entornos. La falta de perdón crea un entorno tóxico. Cuanto más te fundas con ese entorno, más riesgo corres de llegar a ser como el problema al que te aferras.

Día 143

[Hay] tiempo para llorar y tiempo para reír; tiempo para estar
de luto y tiempo para bailar.
—Eclesiastés 3:4

Consejo inteligente: Reprimir las emociones puede afectar tu salud.

Cuando expresas tus emociones de manera saludable, incluyendo permitirte a ti mismo sentir dolor cuando alguien te hace daño y perdonar a tus enemigos, permites el flujo libre de neuropéptidos y energía, lo cual a su vez permite que todos los sistemas corporales funcionen como un todo sano. Sin embargo, cuando reprimes y niegas tus emociones, cualesquiera que sean, bloqueas la red de sendas cuánticas y químicas, deteniendo el flujo de sustancias químicas buenas que recorren tu biología y tu conducta. Estarás trabajando en contra de tu modo personalizado y programado para el amor. Cuando haces eso por años, esencialmente te conviertes en un experto en no sentir lo que sientes, lo cual puede afectar drásticamente tu bienestar mental y físico.

En la vida hay tiempos en los que tendrás que llorar, pero también hay tiempos en los que reirás y bailarás. Parte de vivir la buena vida es reconocer estas emociones y expresarlas de un modo sano.

Día 144

Más vale ser paciente que valiente; más vale el dominio propio que conquistar ciudades.
—Proverbios 16:32

Consejo inteligente: No puedes ocultar tus emociones, pero puedes aprender a controlarlas.

¿Alguna vez metiste muchas cosas en un armario justamente antes de que llegaran invitados a tu casa, solo para oír un fuerte ruido cuando la puerta del armario se abrió de repente y todo lo que había cayó al piso, a plena vista de tus invitados? Lo mismo puede suceder en tu vida emocional. Si reprimes y ocultas una emoción tóxica, llegará el momento en que esas emociones enterradas saldrán de repente. Y, sin duda, sucederá en el momento más inoportuno, porque las emociones enterradas no son emociones controladas. Son de naturaleza volcánica y no pueden reprimirse indefinidamente. Explotarán de una forma o de otra. Tarde o temprano tus emociones saldrán, de modo que tienes que aprender a expresarlas de una forma sana y cuidadosa, controlando tu modo de pensar acerca de lo que estás enfrentando.

Día 145

Como ciudad sin defensa y sin murallas es
quien no sabe dominarse.
—Proverbios 25:28

Consejo inteligente: Las emociones no controladas son tóxicas para el cerebro y el cuerpo.

Cada pensamiento tiene su propia firma química; tu pensamiento literalmente se convierte en un sentimiento con una reacción química resultante en tu cerebro y tu cuerpo. Cuando te alejas de tu diseño programado para el amor, tus pensamientos y emociones se vuelven desbalanceados y tóxicos. Si esos sentimientos tóxicos dominan, una ráfaga neuroquímica puede comenzar a distorsionarlos en la dirección del temor, lo cual puede resultar en estrés tóxico y causar daño en el cerebro y el cuerpo.

Sin duda, las emociones fuera de control bloquearán por completo tu capacidad para pensar bien las cosas con sabiduría y perspectiva. Someterse a ellas causa caos químico en el cerebro y hace que no pienses con claridad. Perderás la concentración y te resultará difícil escuchar nada que alguien esté intentando decirte. Puedes caer en picado en un agujero negro rápidamente si no usas tu poderosa mente para capturar de modo deliberado e intencional esos pensamientos y reconceptualizarlos.

Día 146

Consejo Inteligente: Somos creados para sentir y expresar un amplio rango de emociones.

La mayoría de nosotros nos hemos vuelto expertos en esconder nuestras emociones. Las señales de sentimientos reprimidos incluyen: conflicto, irritabilidad, mal genio, reacción desproporcionada, ansiedad, frustración, temor, impulsividad, deseo de control, perfeccionismo y duda de uno mismo. Reconocer que estamos expresando emociones es un paso importante para desintoxicar la mente y el cerebro. Si seguimos intentando esconder lo que sentimos, bloquearemos nuestro camino hacia el éxito en la vida.

¡Incluso Jesús experimentó tristeza a veces! Sin duda, muchos problemas de salud mental surgen de la incapacidad de expresar nuestras emociones, de lidiar incorrectamente con nuestros sentimientos, o de apaciguarlos con drogas psicotrópicas. Los pensamientos con sus emociones incorporadas no se irán simplemente con medicación o supresión. Tienen que ser llevados a la mente consciente desde la mente no consciente para ser reconceptualizados (cambiados); el hábito de pensamiento incorrecto tiene que ser eliminado mentalmente y físicamente.

Cuanto más aprendamos a confiar y alabar a Dios en medio de nuestros problemas y durante los tiempos felices, igual que hizo Jesús, mejor equipados estaremos mentalmente y físicamente para lidiar con los cambios de la vida.

Día 147

¡Voy a hacer algo nuevo! Ya está sucediendo,
¿no se dan cuenta? Estoy abriendo un camino en el desierto
y ríos en lugares desolados.
—Isaías 43:19

> **Consejo inteligente:** Podemos cambiar nuestro pasado permitiendo que llegue el futuro. Esto se llama causalidad retroactiva en la física cuántica. Esencialmente nos muestra cómo "lo amoroso" y la oración están más allá del espacio y el tiempo.

Siempre hay esperanza. Al margen de cómo hayas decidido reaccionar en el pasado, los pensamientos tóxicos dolorosos pueden ser reestructurados. Puedes reconstruir incluso sentimientos tóxicos que has alimentado por mucho tiempo y te resultan tan familiares, que crees que son normales. Puedes analizarlos y remodelarlos debido a la neuroplasticidad del cerebro. *Puedes* cambiar tu modo de pensar en las circunstancias de la vida y reaccionar a ellas. Con la ayuda del Espíritu Santo, puedes abrir "un camino en el desierto y ríos en lugares desolados".

Cuando oramos, oramos no solo por el futuro sino también para cambiar el pasado y volver a relatar nuestra historia con los ojos del amor de Jesús. En realidad podemos cambiar nuestro pasado permitiendo que el futuro de la esperanza de Dios llegue a nuestra vida. Esto se llama causalidad retroactiva, y esencialmente nos muestra que "lo amoroso" y la oración están más allá del espacio y el tiempo. Nunca tienes que ser una víctima de lo que has dicho o has hecho, o de lo que otros han dicho sobre ti o lo que te han hecho.

Recuerda que nada es imposible para Dios. ¡Él te ha dado una mente verdaderamente fenomenal!

Día 148

Mediante su divino poder, Dios nos ha dado todo lo que necesitamos para llevar una vida de rectitud. Todo esto lo recibimos al llegar a conocer a aquel que nos llamó por medio de su maravillosa gloria y excelencia.
—2 Pedro 1:3 (NTV)

> **Consejo inteligente:** Puedes controlar tu modo de pensar, sentir y decidir; esto es evidente en la Escritura y la ciencia. Necesitas decidir creer realmente y aplicar esto a tu vida.

Puede parecer abrumador intentar captar todos tus pensamientos y controlar tus emociones; sin embargo, cuando comprendas que puedes decidir científicamente, de manera organizada,[1] lo que llega a ser parte de quién eres (tu Yo Perfecto[2]), comenzarás a entender que tienes una capacidad asombrosa para cambiar y superar.

Todos tenemos la oportunidad de decidir caminar en el Yo Perfecto que Dios nos ha dado, al margen de cuáles sean nuestras circunstancias. Cuando aprendes a pensar en amor y escuchar al Espíritu Santo, permitiéndole que guíe tu mente, puedes aprovechar el increíble poder para la transformación que Dios te ha dado, ¡y nada parecerá imposible!

Día 149

Enfoca la mente en la carne, y morirás; pero enfócala en el
espíritu, y tendrás vida y paz.
—Romanos 8:6 (NRSV), traducción libre

Consejo inteligente: ¡Aquello en lo que decidimos pensar, importa!

Nuestros pensamientos tienen la capacidad de afectar las acciones de nuestro cerebro y nuestro cuerpo debido al poder investido divinamente en nuestro diseño. Nuestro libre albedrío está arraigado en sentimientos de dignidad y valía; nosotros importamos, y lo que pensamos importa. Y lo que pensamos, sentimos y decidimos cambian la materia. Somos responsables al cien por ciento de aquello en lo que decidimos pensar.

Dónde decidimos dirigir nuestra atención crea realidades en nuestra vida. Cuando decidimos seguir el ejemplo de amor que vemos en el Mesías, llevamos vida y paz al mundo. Cuando decidimos enfocarnos en los placeres que ofrecen los reinos del mundo y adorarlos, como el sexo, la comida, el dinero y el poder, llevamos dolor, muerte y destrucción al mundo. La decisión es nuestra, de modo que escoge la vida.

Día 150

Hagan todo con amor.
—1 Corintios 16:14

Consejo inteligente: El amor puede cambiar el modo en que el cerebro y el cuerpo funcionan. Amar a otros y ser amados ¡cambia la química cerebral en los 75 a 100 trillones de células del cerebro y el cuerpo!

Cuando actuamos en amor, nuestro cerebro responde del modo en que está diseñado para responder. Amar a otros y ser amados realmente cambia la química cerebral en los 75 a 100 trillones de células del cerebro y el cuerpo. Basándonos en la información que obtenemos de la tecnología cerebral (y necesitamos tener en mente que es limitada), podemos ver que algunas áreas del cuerpo estriado se activarán más que otras áreas, se secretarán neurotransmisores, péptidos y hormonas, y nos sentiremos bien y podremos alegrarnos a pesar de nuestras circunstancias.

El amor es muy poderoso. Cuando decides actuar en amor incondicional, te cambias a ti mismo (espíritu, mente y cuerpo), al igual que a aquellos con quienes tienes una relación, e incluso cambias la tierra.

Día 151

Todos ustedes deben ser rápidos para escuchar, lentos para hablar y lentos para enojarse.
—Santiago 1:19 (NTV)

> **Consejo inteligente:** No somos robots biológicos preprogramados. Nosotros controlamos nuestras actitudes.

Cada vez que pensamos, liberamos energía cuántica y sustancias químicas como respuesta, que producen sentimientos y reacciones en el cuerpo. Grupos de energía electromagnética y cuántica repujados en proteínas forman pensamientos con mensajeros químicos incorporados, los cuales forman el sustrato de nuestros recuerdos dentro del cerebro. A su vez, colectivamente forman actitudes.

Expresamos nuestras actitudes, basadas en el amor o el temor tóxico, mediante nuestro Yo Perfecto vía lo que pensamos, sentimos y decidimos. Por lo tanto, podemos controlar nuestras actitudes controlando nuestros pensamientos; no somos esclavos de nuestros sentimientos. No somos robots biológicos preprogramados. No podemos culpar de nuestras actitudes, a nuestros genes, nuestro cerebro o nuestros padres; necesitamos hacernos responsables de lo que pensamos. Podemos escuchar, hablar y reaccionar *en amor*, si decidimos hacerlo.

Día 152

El que no ama permanece en la muerte.
—1 Juan 3:14

Consejo inteligente: Los pensamientos tóxicos bloquean la flexibilidad cognitiva y el pensamiento intelectual profundo.

Si tienes un pensamiento tóxico mientras estás procesando información a tu modo único, tienes que hacer pasar esa información por los pensamientos tóxicos (actitud tóxica) en tu cerebro. Los pensamientos tóxicos y su mala actitud tangible bloquean tu Yo Perfecto: quién eres en lo más profundo. A su vez, actuar fuera del Yo perfecto, lo cual significa esencialmente actuar fuera de tu diseño programado para el amor, inhibe tu capacidad de pensar y actuar con sabiduría, inhibiendo así tu salud en general, mentalmente y físicamente. Cuando no amamos, producimos "muerte" y decadencia en nuestra vida.

Día 153

Ninguna cosa creada escapa a la vista de Dios.
Todo está al descubierto, expuesto a los ojos de aquel a quien
hemos de rendir cuentas.
—Hebreos 4:13

Consejo inteligente: No puedes esconder lo que consume tu mente.

Las actitudes reflejan el núcleo de cómo empleas tu tiempo pensando, sintiendo y decidiendo. Reflejan tu desarrollo espiritual y lo que estás haciendo con tu poder, amor y dominio propio de modo casual. Reflejan aquello en lo que más piensas: lo que *adoras*.

Aquello en lo que más decidimos pensar, donde permitimos que divague nuestra mente, y lo que amamos y adoramos, no se puede esconder. Dios ve lo que hay en nuestro corazón (mente), y lo que hay en nuestra mente afectará lo que pensamos, decimos y hacemos: el fruto de nuestra vida.

¿Qué clase de cuentas rendirás a Dios cuando se trata de tus pensamientos?

Día 154

El amor es el más importante.
—1 Corintios 13:13

Consejo inteligente: Estamos programados para el amor, y tenemos que aprender el temor tóxico, porque esta clase de temor negativo no es nuestro modo por defecto; el amor es nuestro modo por defecto.

El temor puede ser poderoso si le damos energía mediante nuestros pensamientos, sentimientos y decisiones, pero es importante recordar que el amor es mucho más poderoso y nuestro cerebro fue hecho para operar en amor. El perfecto amor puede superar el temor, porque Dios es amor. El amor es el fundamento de toda existencia, y por eso la ausencia de amor es meramente un tipo de no existencia; es un vacío destructivo y caótico que no tiene poder sobre nuestra vida a menos nosotros le demos ese poder.

Día 155

Apártate del mal y haz el bien. Busca la paz y esfuérzate por mantenerla.
—1 Pedro 3:11 (NTV)

Consejo inteligente: Podemos decidir estar en paz, al margen de nuestras circunstancias.

Cada uno de nosotros tiene su propio balance químico y eléctrico en el que está en paz. Necesitamos buscar constantemente esa paz, recordando que no podemos controlar nuestras circunstancias (la vida y las personas), pero *podemos decidir controlar nuestras reacciones* (actitudes) a esas circunstancias.

Cuanto más busquemos y sigamos esta paz, permitiendo que guíe nuestros pensamientos, más nos alejaremos de reacciones de "mal" como amargura, odio y falta de perdón, y más manifestaremos la bondad de Dios en nuestra vida mediante nuestras decisiones y reacciones sabias.

Día 156

Porque tanto amó Dios al mundo que dio a su Hijo único, para
que todo el que cree en él no se pierda,
sino que tenga vida eterna.
—Juan 3:16

Consejo inteligente: Vemos por el estudio de la física cuántica que el amor es la realidad básica de la consciencia y que el amor necesita la libertad de decisión.

Si te enfocas solamente en tus temores o preocupaciones, bloquearás tu Yo Perfecto; nunca te sentirás verdaderamente tú mismo. Tu cerebro y tu cuerpo responderán a tus decisiones y distorsionarán el circuito de amor hacia el circuito de temor.

Sin embargo, aunque el temor es poderoso, actuar en amor es todavía más poderoso. El amor, después de todo, tiene el poder de restaurar y renovar el mundo. Y tú puedes decidir. No eres una víctima de tus circunstancias o de tu biología. Tienes el poder de decisión de actuar en el amor de Dios o con preocupación, temor y ansiedad dentro de tus circunstancias.

Día 157

Así es como deberían pensar entre ustedes: con la mente que
tienen porque pertenecen al Mesías, Jesús.
—Filipenses 2:5 (NRSV), traducción libre

> **Consejo inteligente:** El amor incorpora un modo concreto de pensar que cada uno de nosotros tiene en lo más profundo de quiénes somos, una clase de pensamientos que son parte de un cuadro mayor: el reflejo del amor de Dios mediante la humanidad en la tierra.

Cuando comenzamos a reconocer cuán poderosas son nuestras decisiones únicas, y cuán poderosa es la mente que tenemos porque pertenecemos al Mesías, podemos comenzar a utilizar este poder no solo para nosotros sino también para el mundo que nos rodea.

Cuando seguimos el ejemplo de amor que vemos en Jesús, verdaderamente comenzamos a entender la *responsabilidad* que tenemos de actuar en nuestro estado divino y programado para el amor. Cada uno de nosotros tiene un rol que desempeñar que nadie más puede realizar, y si no actuamos en nuestra "zona de amor" concreta, el mundo entero es influenciado. ¡Cada uno de nosotros es una pieza en ese rompecabezas que es la vida!

No es extraño que el apóstol Pablo nos diga constantemente que sigamos el ejemplo de amor que vemos en el Mesías. También es momento de que comencemos a entender nuestro rol en la humanidad y demos un paso al frente. No se trata de "yo, mi, me, conmigo". Se trata de *yo en el mundo*.

Pensemos en la vida de Pablo. ¿Cómo pensaba, actuaba y hablaba él en amor? ¿Cómo utilizaba su mente increíble para cambiar el mundo? ¿Cómo se ve el amor en tu vida? ¿Cómo puedes entrar en tu diseño programado para el amor?

Día 158

Vístanse con la nueva naturaleza y se renovarán a medida que aprendan a conocer a su Creador y se parezcan más a él.
—Colosenses 3:10 (NTV)

> **Consejo inteligente:** Los seres humanos desempeñamos un papel fundamental en la física cuántica, porque es la decisión humana la que conduce al cambio.

Nuestra mente es una fuerza creativa a tener en cuenta, y debe utilizarse del mejor modo posible. Tenemos que vigilar constantemente nuestros pensamientos, vestirnos de nuestro nuevo yo, y asegurarnos de utilizar de maneras positivas nuestro "amor" portador de la imagen de Dios. Necesitamos pedir sabiduría al Espíritu Santo, nuevo conocimiento, que nos capacite para renovar nuestra mente y cambiar nuestro modo de vivir.

Necesitamos reflejar la imagen de un Dios amoroso, no de un orden mundial quebrado. Lo que decidimos hacer con nuestra mente (nuestros pensamientos, sentimientos y decisiones) traerá el cielo o el infierno a la tierra.

La pregunta es la siguiente: ¿de quién es la imagen que estás reflejando?

Día 159

¡Todos tendremos que comparecer ante el tribunal de Dios!
—Romanos 14:10

Consejo inteligente: La decisión es una responsabilidad importante.

Como portadores de la imagen de Dios, con una responsabilidad de administrar la creación, somos mucho más que el movimiento de nuestras neuronas. Y la creación incorpora a toda la humanidad, con nuestro espíritu, mente y cuerpo, y esta Tierra increíble con toda su vegetación y sus animales. Se nos ha encomendado la tarea de cuidar de *toda* la creación para que así Dios pueda ser glorificado.

Lo que decidimos se refleja en la actividad de nuestro cerebro; él responde a nuestra mente. Lo que decidimos no puede reducirse a la actividad de nuestro cerebro. Como observa el profesor de Oxford y filósofo, Richard, Swinburne, "nuestra vida mental no puede captarse en términos puramente físicos".[1] La neurociencia puede avanzar pedazos de información, como el mecanismo mediante el cual la falta de alimento aviva el deseo de comer; sin embargo, la neurociencia nunca ha mostrado, ni mostrará, la decisión de una persona de actuar según sus deseos, o de decidir entre hacer lo bueno o lo malo.

La Biblia, desde Adán y Eva en Génesis hasta el libro de Apocalipsis, hace hincapié constantemente en el hecho de que nuestras decisiones son poderosas y pueden conducir a vida o muerte. Ser humano significa aceptar esta responsabilidad de llevar cautivos nuestros pensamientos y reflejar constantemente la imagen de un Dios amoroso a la creación, porque *tendremos que rendir cuentas* del impacto de nuestras decisiones.

Nos encanta la libertad de decisión, pero ¿nos encantan sus consecuencias?

Día 160

"Ama al Señor tu Dios con todo tu corazón, con toda tu alma y con toda tu mente" —respondió Jesús.
—Mateo 22:37

Consejo inteligente: Tu mente solo cambiará tu cerebro en la dirección correcta cuando actúes en "lo amoroso" de Dios.

Cada uno de nosotros piensa, siente y escoge con su mente. La neurociencia y la física clásica solo describen la respuesta física del cerebro a la mente en acción, siendo la mente la primera causa. El cerebro es el sustrato mediante el cual actúa la mente: refleja la acción de la mente. La mente controla el cerebro; el cerebro no controla la mente. No somos víctimas de nuestra biología. Mediante nuestros pensamientos podemos cambiar nuestra biología.

Cuando aprendemos a amar a Dios con nuestra persona completa, nuestra mente incluida, utilizamos el poder que tenemos en la mente para bien. Podemos crear realidades que traen el cielo a la tierra a medida que reflejamos su imagen al mundo.

Día 161

Pero ustedes son descendencia escogida, sacerdocio regio, nación santa, pueblo que pertenece a Dios, para que proclamen las obras maravillosas de aquel que los llamó de las tinieblas a su luz admirable.
—1 Pedro 2:9

Consejo inteligente: La ciencia confirma que no hay nadie como tú, con tus percepciones únicas, tu energía única dada por Dios, y una expresión única de consciencia.

Tú eres especial. Aunque eso pueda parecer un cliché muy machacado, a pesar de eso es verdad. Tú eres único. Tiene un modo particular de pensar, sentir y decidir que actúa como un filtro mediante el cual experimentas la realidad; es tu flujo de consciencia individual. Da forma a la cosmovisión que integras en tu mente, que a su vez moldea tus pensamientos, sentimientos, palabras y conducta en el futuro. Tú reflejas una parte única de la imagen de Dios. Si no eres tú mismo, el mundo no llega a experimentar una parte especial de la divinidad amorosa de Dios.

Eres un miembro de una "descendencia escogida, sacerdocio regio". Tú proclamas "las obras maravillosas de aquel que los llamó de las tinieblas a su luz admirable" al hacer precisamente eso: decidir aceptar y reflejar la luz única que Él ha puesto en tu interior al ser la persona que te llamó a ser.

Día 162

Cada cual examine su propia conducta; y si tiene algo de qué presumir, que no se compare con nadie. Que cada uno cargue con su propia responsabilidad.
—Gálatas 6:4-5

Consejo inteligente: Envidiar e imitar a otros causará daño cerebral e influirá negativamente en tu salud.

Tú mismo eres maravilloso, pero eres otra persona terrible. Envidiar a otras personas e intentar hacer que un filtro diferente encaje en el modo en que tú estás diseñado, es decir, intentar ser, actuar o vivir como otra persona, distorsionará tu cosmovisión y tu capacidad de pensar, sentir y decidir, lo cual influirá en tu salud mental y física, y evitará que estés a la altura de tu pleno potencial.

Sin duda, cuando no eres tú mismo el mundo sufre. Tienes un trabajo especial que hacer; tienes algo único y maravilloso que aportar al mundo. "Examina tu propia conducta" y siéntete orgulloso de poseer un yo perfecto y único. No te rebajes. No permitas que el mundo se pierda lo que tú tienes para aportar.

Día 163

Así como el Hijo del hombre no vino para que le sirvan, sino
para servir y para dar su vida en rescate por muchos.
—Mateo 20:28

> **Consejo inteligente:** Estamos diseñados para servir a otros. Servir a otros cambiará cómo operan nuestro cuerpo y nuestro cerebro hasta el nivel de nuestro ADN y energía cuántica.

Si quieres vivir la buena vida, tienes que aprender a seguir el modelo de servicio del Mesías. Eso no es solamente algo bonito que decir o enseñar en clases de liderazgo; es esencial para una vida bien vivida, la vida más significativa que podemos vivir.

Verdaderamente no tiene caso ser talentoso o único (o sea, tu Yo Perfecto) si vives en un universo de una sola persona que es realmente tóxico para tu cerebro y tu cuerpo. Tu Yo Perfecto se estanca en el aislamiento pero se desarrolla como parte del cuerpo de Dios. Tu implicación en las vidas de otros mejora la calidad de tu propia vida.

En el mundo actual (¡la iglesia incluida!), una mentalidad del "yo, mi, yo mismo" de automotivación y egoísmo es demasiadas veces el enfoque de nuestros deseos, oraciones y adoración. A menudo tratamos a Dios como si fuera una máquina expendedora, y nos quejamos cuando no nos da lo que queremos porque metimos las monedas de una buena conducta o palabras bonitas. Sin embargo, la vida no se trata de lo que Dios debe hacer por ti; se trata de lo que *tú* puedes hacer por otras personas. Cuando piensas con una mentalidad de servicio, tu naturaleza de amor se activa, y felicidad y paz pueden fluir en tu vida.

Día 164

Enséñame el buen juicio y dame conocimiento.
—Salmos 119:66 (NTV)

Consejo inteligente: La física cuántica muestra que debemos recibir sabiduría de una fuente suprema.

Se construye un recuerdo cuando se produce expresión genética, lo cual ocurre cuando *decidimos*. Decidir hace que pensamientos físicos cobren vida: creas materia con tu mente.

Tu cerebro está diseñado para responder al conocimiento, y necesitas detectar si esa información es buena o mala para ti; de lo contrario, integrarás conocimiento tóxico en tu cerebro a través de tu mente. Este conocimiento tóxico puede influenciar tus pensamientos, palabras y acciones en el futuro. Por eso es tan importante establecer una comunicación constante con el Espíritu a fin de tener acceso a la sabiduría de Dios, la fuente suprema de toda existencia, cuyo juicio y conocimiento son siempre buenos.

Día 165

*Vuélvanse al Señor su Dios, porque él es misericordioso y
compasivo, lento para la ira y lleno de amor, cambia de parecer
y no castiga.*
—Joel 2:13

Consejo inteligente: Nunca es demasiado tarde para cambiar tus pensamientos.

¿Sientes que estás en una rutina? ¿Quieres cambiar, pero sientes que el cambio es imposible? No eres una víctima de tus pensamientos o tu biología; eres un vencedor sobre ellos. ¡Eso significa que puedes cambiar tus pensamientos! Puede que hayas estado albergando mentalidades negativas por tanto tiempo, que te resultan familiares y crees que son normales. Este error se comete a menudo; sin embargo, solamente los pensamientos formados cuando estás en tu Yo Perfecto, desde la perspectiva de Dios, son normales, mientras que el resto necesita un rediseño o, para utilizar el término científico, reconceptualización. Puedes analizar tus pensamientos y, debido a la neuroplasticidad del cerebro, rediseñarlos y remodelarlos. ¡Puedes aceptar tu diseño programado para el amor! Nunca es demasiado tarde para cambiar tus pensamientos.

Día 166

Así que acerquémonos con toda confianza al trono de la
gracia de nuestro Dios. Allí recibiremos su misericordia y
encontraremos la gracia que nos ayudará cuando más la
necesitemos.
—Hebreos 4:16 (NTV)

> **Consejo inteligente:** Puedes observar y cambiar tu modo de pensar. Esta capacidad de alejarte de ti mismo y observarte a ti mismo se llama ventaja de perspectiva múltiple, la cual genera actividad en la parte frontal del cerebro.

Puedes analizar tus pensamientos y autorregular lo que estás pensando, sintiendo y decidiendo (y lo que dices y haces) debido a la neuroplasticidad del cerebro. También puedes rediseñar y remodelar tus pensamientos y, por lo tanto, cambiar tus palabras y acciones. ¡Esto es gracia que se une con la ciencia!

Sin duda, la investigación muestra que la atención consciente de los pensamientos hace que estén abiertos al cambio porque quedan debilitados físicamente. Esto se denomina ventaja de perspectiva múltiple (MPA, por sus siglas en inglés). Cuando los pensamientos tóxicos son débiles, pueden ser reconceptualizados, llevando vida de nuevo al cerebro y el cuerpo. Cuando llevas esos pensamientos tóxicos a la atención consciente, los analizas y los cambias, ¡utilizas el poder que hay en tu mente!

Día 167

Les aseguro que si tuvieran fe tan pequeña como una semilla de mostaza, podrían decirle a esta montaña: "Trasládate de aquí para allá" y se trasladaría. Para ustedes nada sería imposible.

—Mateo 17:20

> **Consejo inteligente:** Cuando obtienes perspectiva en tu consciencia, lo cual puede cambiar la mente en materia y efectuar cambios conductuales, obtendrás perspectiva de la fe: "semilla de mostaza". Es posible cambiar tu modo de pensar y cambiar el modo de vivir tu vida.

Sin duda, puede parecer abrumador intentar captar todas tus actitudes y observar constantemente tus pensamientos, pero tanto la ciencia como la Escritura muestran que este es el diseño de la mente y el cerebro. A medida que desarrollas tu comprensión de cómo puedes decidir científicamente lo que se convierte en parte de quién eres, también entenderás que tienes una oportunidad asombrosa de ser la persona que el Creador diseñó que fueras. "Podrías decirle a esta montaña: 'Trasládate de aquí para allá' y se trasladaría". ¡Se moverá!

Después de todo, nada es imposible para Dios. Por lo tanto, no intentes hacer que Dios encaje en el pequeño molde de tu imaginación, ¡porque ni siquiera hay un molde, para empezar!

Día 168

La persona con entendimiento es serena.
—Proverbios 17:27 (NTV)

> **Consejo inteligente:** Necesitas ser consciente de lo que sucede en tu cabeza para cambiar tu modo de pensar.

La atención consciente de lo que sucede en tu mente, o sea, una atención dispuesta e intencional para dirigirte a tu espíritu interior, mente, y experiencias corporales, es un modo mucho más eficaz de manejar el estrés tóxico que intentar cambiar tus reacciones tóxicas de una manera descuidada, a medida y reactiva. Pensar acerca de tus pensamientos te permite mantenerte en calma y sereno en medio de circunstancias difíciles, y aplicar a los problemas complicados la sabiduría que obtendrás.

Día 169

Los que están dominados por la naturaleza pecaminosa
piensan en cosas pecaminosas, pero los que son controlados por
el Espíritu Santo piensan en las cosas que agradan al Espíritu.
Por lo tanto, permitir que la naturaleza pecaminosa les controle
la mente lleva a la muerte. Pero permitir que el Espíritu les
controle la mente lleva a la vida y a la paz.
—Romanos 8:5-6 (NTV)

> **Consejo inteligente:** Somos seres espirituales con mentes que existen en el mundo espiritual al igual que seres materiales con cuerpos y cerebros que existen en un mundo material. Tenemos un fuerte sentido de intuición debido a esa conexión, y podemos desarrollarla mediante la práctica mental.

Cada vez que enfrentamos una decisión, estamos en un estado de "a punto de decidir" (conocido como superposición en la física cuántica). Si decidimos pedir al Espíritu Santo que nos ayude a enfocarnos en este estado, podemos calmarnos, soltar, y dar un paso atrás mientras somos conscientes de la necesidad de su sabiduría y dirección. Aumentamos nuestras capacidades intuitivas, casi alejándonos de nosotros mismos, y el horrible caos de nuestros pensamientos se calma. En este estado podemos tomar decisiones sabias y amorosas, lo cual produce vida y paz en el mundo. Podemos conectar los ámbitos espiritual y físico de la existencia, trayendo un pedazo de cielo a la tierra.

Día 170

Pero cuando venga el Espíritu Santo sobre ustedes, recibirán
poder y serán mis testigos
tanto en Jerusalén como en toda Judea y Samaria, hasta en los
confines de la tierra.
—Hechos 1:8

Consejo inteligente: Dios nos ha dado todo lo que necesitamos para decidir bien.

Cuando tomamos una decisión, nuestra biblioteca emocional perceptual (la amígdala) no siempre proporciona la verdad precisa, porque trabaja con percepciones que nosotros hemos integrado en nuestra mente mediante nuestras decisiones y reacciones, y las percepciones humanas son a veces falsas. De hecho, las emociones guardadas en esta biblioteca pueden ser bastante peligrosas si les permitimos que nos controlen.

Por lo tanto, ¿qué deberíamos hacer para decidir bien? Necesitamos recordarnos a nosotros mismos con atención e intencionalidad que Dios nos ha dado todo lo que necesitamos. Él nos ha dado un modo de manejar cada situación, y por eso no deberíamos tomar decisiones sin Él. En la superposición (el término cuántico para el tipo de estado de limbo que existe antes de tomar una decisión), necesitamos pedir conscientemente a Dios sabiduría y enfocarnos en el fruto del Espíritu para así poder ser testigos verdaderamente de su extraordinario amor y poder cuando pensamos, sentimos y decidimos. ¡Necesitamos seguir el ritmo del Espíritu!

Día 171

Pero el Consolador, el Espíritu Santo, a quien el Padre enviará
en mi nombre, les enseñará todas las cosas y les hará recordar
todo lo que he dicho.
—Juan 14:26

Consejo inteligente: Estamos diseñados para pensar acerca de nuestros pensamientos.

Cuando pedimos al Espíritu Santo sabiduría en la superposición, aprovechamos un circuito que Dios ha integrado en nuestro cerebro que se mueve entre la amígdala y la parte frontal del cerebro llamada corteza prefrontal (CPF), que está situada más o menos detrás de las cejas. Operando de modo muy parecido a una balanza, este circuito responde para balancear razón y emoción. Eso se debe a que el lóbulo frontal, del que es parte la CPF, está directamente conectado con todas las otras partes del cerebro y, por lo tanto, se vuelve muy activo cuando lo autorregulamos conscientemente. La CPF también tiene a su mando el cerebro anterior basal, que activa todos los bucles de procesamiento mediante el cerebro. Maneja, coordina, e integra todas las otras regiones cerebrales cuando la mente está en acción mediante pensar, sentir y decidir.

La CPF es muy activa cuando razonamos y comprendemos nuestros propios pensamientos acerca de nosotros mismos. Lo hacemos razonando sobre la situación que enfrentamos, en nuestra mente o en voz alta, casi como si estuviéramos fuera de nosotros mismos pensando acerca de nuestros pensamientos y pidiendo al Espíritu Santo que guíe nuestros pensamientos. ¡Esto es llevar cautivos los pensamientos en acción!

Día 172

El que permanece en mí, como yo en él, dará mucho fruto;
separados de mí no pueden ustedes hacer nada.
—Juan 15:5

Consejo inteligente: Nuestros pensamientos pueden afectar todo el cuerpo casi instantáneamente mediante la energía cuántica y el flujo de sustancias químicas.

Reconocer nuestros pensamientos, sentimientos, recuerdos existentes, y reacciones corporales es de suprema importancia, porque las emociones son sustancias químicas dinámicas que fluyen en la corriente sanguínea entre las células y depositan información a las células acerca del recuerdo. Esto también sucede mediante acción cuántica, porque el cerebro es como una computadora cuántica biológica.

Si reprimes una emoción, explotará en algún lugar. El eje hipotalámico-pituitario-suprarrenal (HPA, por sus siglas en inglés) será alterado y funcionará anormalmente. Este eje HPA implica al hipotálamo, las glándulas pituitarias en el cerebro y las glándulas suprarrenales por encima de los riñones. Es el circuito que se activa en un modo complejo y cíclico de tensión y relajación a medida que respondemos a la vida durante todo el día. ¡Nuestros pensamientos pueden afectar todo el cuerpo en un instante!

Por aterrador y abrumador que todo esto pueda parecer, necesitamos recordar que estamos diseñados para pedir ayuda al Espíritu Santo. ¡No tenemos que lidiar con la vida solos! Con la ayuda del Mesías podemos lidiar con cualquier cosa que salga a nuestro camino. Si intentamos solucionar nosotros solos todos nuestros problemas, podemos terminar en un caos todavía mayor. Sin Él, no podemos hacer nada bien.

Día 173

¿No saben que en una carrera todos los corredores compiten,
pero solo uno obtiene el premio? Corran, pues, de tal modo que
lo obtengan.
—1 Corintios 9:24

Consejo inteligente: Tenemos un recetario natural en nuestro interior, al igual que un diseño cuántico y genético que es lo bastante poderoso para ayudarnos a superar cualquier cosa que salga a nuestro camino.

Cuando entendemos que nosotros controlamos nuestro dolor, los pensamientos tóxicos, y los sentimientos y reacciones incorrectos, y cuando comprendemos verdaderamente que ellos no nos controlan, somos hechos libres para comenzar a correr la carrera de Dios y reflejar su gloriosa imagen.

Todos tenemos la oportunidad de decidir caminar en el Yo Perfecto que Dios nos ha dado, al margen de nuestras circunstancias. No tenemos que quedarnos atascados en el dolor y la tragedia del pasado o el presente. ¡Podemos avanzar "perdiendo los papeles en la zona del amor"!

Día 174

Que acuda tu mano en mi ayuda,
porque he escogido tus preceptos.
—Salmos 119:173

> **Consejo inteligente:** La física cuántica, con su examen de la ciencia más allá de los paradigmas tradicionales de espacio y tiempo, señala directamente a la creencia de que el universo tiene una mente creativa tras él (consciencia) y, por lo tanto, un propósito creativo.

Cuando decides seguir el camino del amor, la mente creativa de Dios, vas a entender lo que significa estar siempre en un "momento génesis". Cada vez que piensas, eso cambia activamente tu cerebro y tu cuerpo para mejor (dentro de tu Yo Perfecto) o para peor (fuera de tu Yo Perfecto).

Cuando tomas malas decisiones, grupos de pensamientos tóxicos con sus emociones vinculadas hacen que te alejes de tu Yo Perfecto, y ese alejamiento afecta tus pensamientos, palabras y acciones. Sin embargo, cada vez que actúas de acuerdo con tu Yo Perfecto, estás actuando en tu diseño perfecto, reflejando una parte en particular de la imagen de Dios. Si decides seguir el ejemplo de amor que vemos en el Mesías, decides permitir que Dios te ayude y te dé sabiduría. Esencialmente, decides activar el poder de génesis en tu interior de un modo positivo y transformador.

¿Qué quieres que se active en tu vida hoy, mañana, y el resto de tu vida? ¿Qué quieres crear?

Día 175

*Ciertamente, ninguna disciplina, en el momento de recibirla,
parece agradable, sino más bien dolorosa; sin embargo, después
produce una cosecha de justicia y paz para quienes han sido
entrenados por ella.*
—Hebreos 12:11

Consejo inteligente: Cuanto más practiques llevar cautivos tus pensamientos,
más llevarás cautivos tus pensamientos. Esto requiere una práctica diaria,
disciplinada, intencional y deliberada en ciclos de veintiún días.[1]

Practica estar atento a lo que estás pensando. Practica llevar cautivos todos los pensamientos. No permitas que ningún pensamiento desenfrenado pase por tu mente. Deja de pensar al azar y sé intencional con lo que decides pensar. Hazlo cada día en ciclos de veintiún días.

Toma el tiempo para ordenar tus pensamientos ¡antes de que tus pensamientos se lleven lo mejor de ti! Puede que sea un proceso difícil, y tal vez te cause tristeza, pero al final experimentarás la alegría de ser libre de las fortalezas negativas en tu vida. ¡Experimentarás la alegría de ser quien fuiste creado para ser!

Día 176

Después de despedir a la gente, subió a las colinas para orar a solas.
—Mateo 14:23 (NTV)

Consejo inteligente: El tiempo a solas te ayuda a observar tus propios pensamientos.

No puedo subrayar exageradamente cuán importante es que tu cerebro tenga "tiempo para pensar". Encuentra algunos periodos de tiempo a solas, solo para pensar, sin teléfono, iPad, computadora, personas u otras distracciones, solamente tú tranquilo y pensando. Hazlo durante al menos dos minutos cada día. Puede que sea un reto al principio, ¡pero persevera en ello!

A medida que piensas profundamente a solas, estás obteniendo perspectiva sobre tu modo de pensar, que es fundamental para la introspección, el conocimiento de uno mismo, y para comprender tus propios sentimientos, pensamientos e intuiciones. Toma el tiempo para conversar con el Espíritu Santo, pidiéndole que te guíe a medida que observas tus propios pensamientos. Estos pensamientos profundos e intelectuales mejoran la salud cerebral, reinician el cerebro, y llevan orden a la mente.

Día 177

¡Fíjense qué gran amor nos ha dado el Padre, que se nos llame
hijos de Dios! ¡Y lo somos!
—1 Juan 3:1

Consejo inteligente: Tu cerebro está diseñado para integrar pensamientos significativos; de lo contrario, se vuelve tóxico.

Tu vida tiene significado. Cuando comenzamos a ver quiénes somos, nuestra huella para la identidad, comenzamos a descubrir el significado de nuestras vidas.

Significado no es tan solo algo que sucede dentro de nuestro cerebro; es algo que evoluciona mediante el Yo Perfecto y proporciona contexto a las cosas que llegan a nuestra vida. Nuestros pensamientos, sentimientos, decisiones, palabras, experiencias, nuestra vida, tienen significado; y todo esto es moldeado y expresado de modo hermoso mediante la manera especial en que cada uno de nosotros piensa, siente y decide.

¡Qué honor vivir como hijo o hija de Dios! Tú realmente importas. Lo que piensas importa. No dejes que nadie te diga lo contrario.

Día 178

¿Cuánto cuestan cinco gorriones: dos monedas de cobre? Sin embargo, Dios no se olvida de ninguno de ellos. Y, en cuanto a ustedes, cada cabello de su cabeza está contado. Así que no tengan miedo;
para Dios ustedes son más valiosos que toda una bandada de gorriones.
—Lucas 12:6-7 (NTV)

> **Consejo inteligente:** La autoestima es la clave para marcar una diferencia en el mundo porque hace hincapié en la contribución única de cada ser humano.

Tú eres un sumo sacerdote de la creación. ¡Eso significa que eres una persona muy importante! Una baja autoestima subyace en la inmensa mayoría de los problemas mentales, ¡pero no tiene que ser así! Dios te ama. Estás diseñado para glorificar su nombre; eres creado para amar y para relacionarte. Cada pensamiento que piensas es un universo verdadero y tiene un potente impacto en el mundo.

Sin embargo, no puedes llegar a la expresión más plena de ti mismo si vives en un estado de duda e inquietud interior. Necesitas creer en ti mismo y amarte, y confiar en el Dios que te creó, si quieres cambiar el mundo para mejor.

Día 179

Nadie enciende una lámpara y luego la pone debajo de una canasta. En cambio, la coloca en un lugar alto donde ilumina a todos los que están en la casa.
De la misma manera, dejen que sus buenas acciones brillen a la vista de todos, para que todos
alaben a su Padre celestial.
—Mateo 5:15-16 (NTV)

Consejo inteligente: Tú tienes algo único y maravilloso que dar al mundo.

El mundo se trata de probabilidades. Tú, con tu Yo Perfecto, estás en la intersección de hacer reales tus probabilidades únicas y significativas porque nadie más puede ver lo que tú ves. Es tu experiencia personal, y a medida que creas una realidad única con tu Yo Perfecto brillante, estás actualizando tu conocimiento del mundo y añadiendo una calidad al mundo que solamente tú puedes añadir.

No estás diseñado para colisionar con la experiencia de los demás. Estás diseñado para caminar al lado de los demás en tu singularidad. No es el mundo o nosotros, sino más bien nosotros dentro del mundo. Tu mente única, expresada mediante tu Yo Perfecto, refleja la gloria de Dios, trayendo el cielo a la tierra y haciendo del mundo un lugar más hermoso. Tú eres una luz, ¡no te escondas debajo de una canasta!

Día 180

Nosotros tenemos la mente del Mesías.
—1 Corintios 2:16 (NRSV), traducción libre

> **Consejo inteligente:** Tenemos poder para tomar decisiones físicamente eficaces sobre la base de la razón y las evaluaciones.

Dios creó el universo y sus leyes, y ha dado parte de su poder a los seres humanos, quienes son creados a su imagen. Al igual que Dios, tenemos el poder de crear realidades mediante nuestras decisiones. Podemos crear cambios en nuestro cerebro y en nuestros mundos.

Cada uno de nosotros tiene esta capacidad extraordinaria de determinar, lograr, y mantener niveles óptimos de inteligencia, salud mental, paz y felicidad, al igual que la prevención de la enfermedad en nuestro cuerpo y mente. Cada uno de nosotros tiene la mente poderosa, transformadora y creadora de milagros del Mesías. Podemos, mediante el esfuerzo consciente y el razonamiento intelectual, obtener el control de nuestros pensamientos y sentimientos y, al hacerlo, podemos cambiar la programación y la química de nuestro cerebro.

Este es un reto increíble y a la vez satisfactorio. ¿Estás dispuesto?

Día 181

Así que tengan cuidado de su manera de vivir. No vivan como necios, sino como sabios.
—Efesios 5:15

> **Consejo inteligente:** Los pensamientos sabios dan como resultado mayor claridad de pensamiento, claridad de visión, procesamiento intelectual, balance emocional, y salud física mejorada.

La investigación neurocientífica de vanguardia está confirmando diariamente lo que hemos sabido instintivamente todo el tiempo: lo que piensas en cada momento de cada día se convierte en una realidad física en tu cerebro y tu cuerpo, lo cual afecta tu salud mental y física óptima.

El pensamiento sabio produce una mentalidad que es capaz de examinar todos los factores y las perspectivas relacionadas con pensar, sentir y decidir. Es la clave para entender tu psique, tu persona, y la singularidad de tus acciones y reacciones. Activa tu consciencia, que es tu sensación divina de propósito. Aviva tu valentía y así tu determinación de alcanzar tus sueños.

Día 182

*Si hubieras prestado atención a mis mandamientos, tu paz
habría sido como un río; tu justicia, como las olas del mar.*
—Isaías 48:18

Consejo inteligente: Cuando autorreflexionamos, activamos el cerebro físico
para que funcione a un nivel intelectual más elevado.

Tu estado mental es un flujo real, físico, electromagnético, cuántico y químico en el cerebro que enciende grupos de genes o los apaga en una dirección positiva o negativa, basado en tus decisiones y subsiguientes reacciones. Científicamente, esto se denomina epigenética; espiritualmente, se conoce como libre albedrío. El cerebro responde a tu mente enviando señales neurológicas por todo tu cuerpo, lo cual significa que tus pensamientos y emociones son transformados en efectos fisiológicos y espirituales, y entonces las experiencias fisiológicas se transforman en estados mentales y emocionales.

Aunque puedes reconocer lo que estoy diciendo por días anteriores, vale la pena repetir la ciencia. El modo en que trabaja la mente es un regalo increíble de un Dios increíble, y cuando comienzas a entender y te das cuenta de qué regalo tan grandioso es, comienzas a entender cómo se ve la "prosperidad" en tu propia vida cuando sigues el amor de Dios. Descubrí en mi consulta clínica que la consciencia era la clave para que mis pacientes se apropiaran de sus vidas. Es una idea profunda y transformadora darse cuenta de que algo tan aparentemente inmaterial como una creencia puede adoptar una existencia física como un cambio positivo o negativo en nuestras células.

Día 183

Pues todo lo secreto tarde o temprano se descubrirá, y todo lo oculto saldrá a la luz.
—Lucas 8:17 (NTV)

> **Consejo inteligente:** El pensamiento en acción crea un cambio estructural en el cerebro, el cual a su vez hace visible lo invisible mediante tus palabras y acciones.

Tu cerebro responde a tu mente enviando señales neurológicas en tu cuerpo. Tus pensamientos y emociones se transforman en efectos fisiológicos y espirituales. A su vez, tus experiencias fisiológicas se transforman en estados mentales y emocionales; todo está conectado cuando se trata de la mente.

Realmente no puedes culpar a nadie de lo que dices o haces. Aunque personas y situaciones sin duda pueden influenciar tus decisiones, al final Dios te ha puesto a ti a cargo de tu mente, ¡y te aconseja que obtengas su ayuda para manejarla (el Espíritu Santo)!

Día 184

Sin embargo, los hiciste un poco menor que Dios y los coronaste de gloria y honor.
—Salmos 8:5 (NTV)

Consejo inteligente: Neurológicamente, el poder de "lo amoroso" que tenemos de Dios activa el circuito de recompensa pensamiento/aprendizaje en el cerebro.

Estas lecturas están pensadas para ayudarte a descubrir quién eres y lo que puedes hacer. Quiero que literalmente te sumerjas en las profundidades de quién eres y llegues a comprender el valor que Dios te ha dado como su creación maravillosa.

Piensa en tu capacidad de pensar, decidir, y usar tu mente. Aunque cambiar tu mente renovándola es a menudo el paso más difícil para cambiar el modo en que vives tu vida, es también el paso primero y más poderoso. De hecho, sin este paso nada más funcionará, y seguirás "rodeando la montaña".

Sin embargo, si diriges conscientemente tus pensamientos, puedes eliminar patrones de pensamiento tóxicos y sustituirlos por pensamientos transformadores y sanos. Crecerán nuevas redes de pensamiento, saturando tu cerebro de la gloria del Creador. Aumentarás tu inteligencia y llevarás sanidad a tu cerebro, tu mente, y tu cuerpo físico.

Todo comienza en el ámbito de la mente, con tu capacidad para pensar y decidir: lo más poderoso en el universo después de Dios y, sin duda, a imagen de Dios.

Día 185

El ladrón no viene más que a robar, matar y destruir; yo he venido para que tengan vida y la tengan en abundancia.
—Juan 10:10

Consejo inteligente: Las mentiras no tienen ningún poder a menos que les demos poder.

Con nuestra mente es como rechazamos o creemos las mentiras de Satanás. Las mentiras no son realidades; las mentiras son *probabilidades* de lo que puede ser. Convertimos esas probabilidades en realidades físicas con nuestra mente, como una red de pensamientos hecha de proteínas en nuestro cerebro, una red que afecta lo que decimos y hacemos, y cómo percibimos el mundo.

Cuando decidimos escuchar las mentiras de Satanás, les damos sustancia y energía. Literalmente creamos pecado dentro de nuestra cabeza, ¡porque hemos convertido una nada (la mentira) en un algo! Esta es una realidad aleccionadora, porque a menudo nos preguntamos de dónde proviene la maldad. Si creemos que Jesús conquistó el pecado, la muerte y la maldad, entonces esta maldad ya no tiene poder. Siendo así, ¿por qué sigue habiendo maldad humana? Nosotros, como seres humanos creados a imagen de Dios, abusamos de nuestra capacidad de decidir y creamos realidades malvadas en nuestra cabeza en lugar de realidades basadas en el amor que reflejan la gloria de nuestro Creador.

Día 186

¿Dónde está, oh muerte, tu victoria? ¿Dónde está,
oh muerte, tu aguijón?
—1 Corintios 15:55

Consejo inteligente: Nunca es demasiado tarde para cambiar tu modo de pensar.

El cerebro es neuroplástico. Neuroplasticidad significa, por definición, que el cerebro es maleable y adaptable, y cambia momento a momento de cada día. La neuroplasticidad muestra que Dios diseñó nuestro cerebro para cambiar a medida que renovamos nuestra mente; ¡cuán maravilloso y generoso! Los científicos finalmente están comenzando a ver el cerebro como poseedor de características renovables; ya no se considera una máquina programada desde temprano en la vida, incapaz de adaptarse y agotándose con la edad. Con un ejemplo fascinante tras otro, científicos excepcionales hablan y demuestran —utilizando técnicas de imagen cerebral y la evidencia de cambios conductuales— que las personas pueden cambiar su cerebro con su mente.

Por lo tanto, al margen de dónde estés en la vida, no abandones la esperanza. ¡No dejes de correr la carrera que Dios ha puesto delante de ti! Puedes cambiar. Puedes vencer. No eres tu pasado; no eres tu presente. Eres lo que tú decides ser, aquello en lo que decides enfocarte más. La muerte y el temor no tienen poder sobre ti, a menos que tú les des ese poder.

Día 187

El Señor, el Señor, Dios compasivo y misericordioso, lento para
la ira y grande en amor y fidelidad, que mantiene su amor
hasta mil generaciones después y que perdona la maldad, la
rebelión y el pecado;
pero no tendrá por inocente al culpable, sino que castiga la
maldad de los padres en los hijos hasta la tercera y cuarta
generación.
—Éxodo 34:6-7

Consejo inteligente: Lo que piensas afecta a tus descendientes; esto se denomina epigenética.

Nuestro modo de pensar no solo afecta nuestro propio espíritu, alma y cuerpo, sino también a las personas que nos rodean. La ciencia (epigenética) y la Escritura muestran que los resultados de nuestras decisiones se transmiten mediante el esperma y el huevo al menos hasta las siguientes cuatro generaciones, afectando profundamente sus decisiones y su estilo de vida.

¿Qué clase de herencia de "pensamientos" dejarás a tus hijos y a los hijos de tus hijos?

Día 188

Los ojos del hombre nunca se dan por satisfechos.
—Proverbios 27:20 (NRSV), traducción libre

Consejo inteligente: Tienes tanto contentamiento como quieras tener.

El hecho de que el cerebro puede cambiar (neuroplasticidad) y reconstruir nuevas neuronas (neurogénesis) es a la vez emocionante e increíblemente esperanzador. Significa que la felicidad procede del interior y el éxito le sigue, no al contrario.

Sin duda, no necesitas tener el último modelo de iPhone, o un Mercedes, o un televisor de 62 pulgadas para ser feliz. No eres un esclavo de cuántos "me gusta" consigues en Instagram. No eres feliz solamente si tienes unos ingresos de seis cifras. Eres tan feliz como quieras serlo, en este momento, ahí donde estés en la vida. Confiar en las posesiones que finalmente pierden su valor o en la fugaz aprobación de los demás te dejará en un lugar oscuro; tales deseos nunca te darán satisfacción.

Día 189

El corazón prudente adquiere conocimiento; los oídos de los
sabios procuran hallarlo.
—Proverbios 18:15

Consejo inteligente: Eres tan inteligente como quieras serlo.

Tu cerebro opera como una computadora cuántica biológica. Cada día necesitas desintoxicar tus pensamientos y fortalecer y cultivar tu cerebro mediante el pensamiento profundo y búsquedas intelectuales.

¿Cómo haces eso? Vigila tus pensamientos, renueva tu mente, y *aprende algo nuevo cada día*. Yo paso hasta dos horas cada día aprendiendo nueva información en mi campo de trabajo, no solo porque me gusta esa información sino también porque es muy bueno para mi cerebro y mi cuerpo.[1] Tú puedes aprender a aprender y profundizar tu intelecto. Puedes superar cualquier problema de aprendizaje que te hayan dicho que tienes. Puedes mantener bajo control el caos en tu mente. ¡Puedes *aprender* a pensar bien!

Día 190

Cuando sean tentados, él les mostrará una salida, para que puedan resistir.
—1 Corintios 10:13 (NTV)

> **Consejo inteligente:** El modo en que *entiendes y usas tu mente* es predictivo de cuán exitoso serás.

Nosotros definimos nuestro propio éxito. Esas lecturas tienen el objetivo de ayudarte a llegar a ese lugar que te permita tener éxito en todas las áreas de tu vida, a encontrar ese "interruptor" para una vida bien vivida, una vida que está llena de éxito *significativo* que refleje la gloria de Dios al mundo. Este libro habla de cuidado personal mental. Te lleva más allá de la consciencia plena hacia un estilo de vida de transformación cognitiva que es a la vez sostenible y orgánica, adaptada a tu Yo Perfecto.

El cuidado personal mental está entrelazado integralmente con una vida de significado, que naturalmente evoluciona hacia el éxito en la escuela, el trabajo, y todas las demás áreas de tu vida. Es la clave para encontrar tu vocación o propósito: lo que hace que te levantes de la cama en la mañana y todas las mañanas. Por lo tanto, es la clave para reconocer que Dios te ha dado lo que necesitas. ¡Tan solo tienes que aprender cómo tener acceso a lo que Dios te ha dado!

Día 191

El trabajo trae ganancias, ¡pero el solo hablar lleva a la pobreza!
—Proverbios 14:23 (NTV)

> **Consejo inteligente:** Cambiar el cerebro es un trabajo difícil pero satisfactorio. Es esencial para el cuidado personal mental.

Necesitamos que nuestro cerebro trabaje a nuestro favor y no en contra nuestra. Necesitamos lograr que nuestra mente vuelva a trabajar adecuadamente. El cuidado personal mental incorpora entendimiento y el uso del poder de la mente para cultivar una memoria útil *con entendimiento*. Esto no es un aprendizaje de memorización o trucos de memoria, o pensamientos de Twitter. Un aprendizaje sano y productivo es un buen trabajo duro, a la vieja usanza, que se apoya en la extraordinaria capacidad que tenemos como humanos para pensar y aprender.

Para tener éxito necesitamos tomar la responsabilidad de pensar y aprender. Nadie lo hará por nosotros. No deberíamos ser tentados a caer en los aparatos, artilugios, trucos, o manuales de "hágalo usted mismo", que prometen hacernos más inteligentes *de la noche a la mañana*. Nada podrá sustituir nunca al duro trabajo diligente, intencional, consciente y correctivo. Solamente la actividad mental cambiará el cerebro, lo cual producirá cambios en lo que decimos y hacemos. Este cambio requiere disciplina. Los peligros del entorno actual en el que vivimos nos han hecho impacientes, sentirnos un poco con derechos, y principalmente poco dispuestos a sacrificarnos y trabajar duro.

Tiempo y esfuerzo son las únicas maneras honorables y demostradas por el tiempo de tener éxito.

Día 192

*Los que están dominados por la naturaleza pecaminosa
piensan en cosas pecaminosas, pero los que son controlados por
el Espíritu Santo piensan en las cosas que agradan al Espíritu.
Por lo tanto, permitir que la naturaleza pecaminosa les controle
la mente lleva a la muerte. Pero permitir que el Espíritu les
controle la mente lleva a la vida y a la paz.*
—Romanos 8:5-6 (NTV)

Consejo inteligente: Nuestros pensamientos dan significado a nuestra vida, o pueden arrebatarle el significado.

Cada día los científicos están descubriendo las sendas precisas mediante las que los cambios en la consciencia humana producen cambios en nuestro cerebro y nuestro cuerpo. Nuestra consciencia, este regalo de Dios fenomenal de poder pensar, activa nuestros genes y cambia nuestro cerebro. La ciencia muestra que nuestros pensamientos, con sus sentimientos integrados, encienden y apagan genes en relaciones complejas.

Tomamos hechos, experiencias, y los eventos de la vida y les asignamos significado con nuestros pensamientos. Podemos tener un conjunto de genes fijado en nuestros cromosomas, pero cuáles de esos genes están activos y cómo están activos tiene mucho que ver con cómo pensamos y procesamos nuestras experiencias. Nuestros pensamientos producen palabras y conductas, las cuales, a su vez, estimulan más pensamientos y decisiones que construyen más pensamientos en un ciclo interminable. ¿Qué clase de ciclo estás creando con tus pensamientos? ¿Dónde está enfocada tu mente? ¿Qué tipo de significado estás creando en tu vida? ¿Has perdido tu sensación de significado? ¿De qué modo?

Día 193

En tus preceptos medito y pongo mis
ojos en tus sendas.
—Salmos 119:15

Consejo inteligente: Nuestros pensamientos determinan la calidad de nuestra expresión genética y, así, de nuestra vida.

Cómo pensamos determinará si integramos salud o daño en nuestro cerebro, porque cómo pensamos afecta la calidad de la funcionalidad de nuestros genes. Estamos diseñados por naturaleza para enfocarnos en lo positivo, al margen de la fascinación emocional de la información.

Sin embargo, la libertad de decisión que tenemos nos capacita para considerar probabilidades tanto buenas como malas. Si somos perezosos e indisciplinados en nuestro pensamiento, nos volveremos reactivos y comenzaremos a distorsionar el circuito de recompensa en nuestro cerebro, una distorsión que afecta nuestra función genética. Esto conduce a picos temporales por la ráfaga de dopamina, por ejemplo, al chismear sobre alguien, y si lo hacemos las veces suficientes, "desearemos" esos picos, aunque después nos sintamos mal mentalmente y físicamente. Sin embargo, no somos controlados por influencias externas; nosotros decidimos enfocarnos en las cosas equivocadas. Utiliza tu mente para fijar tus pensamientos en los caminos de Dios y meditar en sus preceptos, no en tus deseos egoístas.

Día 194

Abróchense el cinturón: ¡el cinturón de su mente! Ejerciten el
control propio. Pongan su esperanza por completo en la gracia
que se les dará cuando Jesús el Mesías sea revelado.
—1 Pedro 1:13 (NRSV), traducción libre

> **Consejo inteligente:** Tenemos el poder de disciplinar nuestra mente y, por lo tanto, controlar nuestra expresión genética al decidir aquello en lo que ponemos nuestra esperanza.

La ciencia y la Escritura nos muestran que estamos programados para la esperanza y el optimismo. Cuando reaccionamos pensando negativamente y tomando decisiones negativas, la calidad de nuestros pensamientos sufre, lo cual significa que la calidad de nuestra arquitectura cerebral sufre. Cuando nos enfocamos en lo que va mal o en lo que nos preocupa, nuestro cuerpo responde a nuestros temores. Cuando nos enfocamos en la vida y la fortaleza de Dios en medio de tiempos difíciles, nuestro cuerpo responde a nuestra esperanza y fe. La decisión es nuestra.

Día 195

Y entonces agregó: Es lo que sale de su
interior lo que los contamina.
—Marcos 7:20 (NTV)

Consejo inteligente: Nuestros pensamientos pueden cambiar nuestro ADN, para mejor o para peor.

Nuestro ADN cambia de forma según nuestros pensamientos. Al tener esos pensamientos negativos acerca del futuro (la semana próxima, lo que una persona podría decir o hacer), incluso en ausencia del estímulo concreto, ese pensamiento tóxico cambiará tu composición cerebral en una dirección negativa y lanzará tu mente y tu cuerpo al estrés. Esta clase de pensamiento negativo sitúa al cuerpo en estrés negativo, lo cual afecta tus capacidades naturales de sanidad. ¡El pensamiento tóxico literalmente agota el cerebro!

Día 196

Pero los que confían en el Señor renovarán sus fuerzas;
levantarán el vuelo como las águilas, correrán y no se fatigarán,
caminarán y no se cansarán.
—Isaías 40:31

Consejo inteligente: La mentalidad de ver alternativas posibles fortalece y cambia el cerebro y el cuerpo, mientras que también se aplica lo contrario.

Un enfoque emprendedor ve múltiples posibilidades en cada situación; es una mentalidad que percibe toda clase de probabilidades y potencialidades. Esta clase de pensamiento es intrínsecamente esperanzador; sigues perseverando hasta que encuentras el éxito. Agradeces el viaje y el destino. Y la buena noticia es que es parte de la naturaleza programada para el amor del cerebro y el cuerpo; ¡simplemente tienes que desbloquearla! Yo pasaba mucho tiempo en esto con mis pacientes, lo cual marcó una diferencia profunda en su progreso.

Cuando *decides* desarrollar una mentalidad que te permite percibir posibilidades, el diseño programado para el amor del cerebro se activa para responder, y los intentos se convierten en posibilidades y no en fracasos. Esta decisión es un indicador de éxito estupendo.

Día 197

Porque por tus palabras se te declarará inocente y por tus palabras se te condenará.
—Mateo 12:37

Consejo inteligente: Debes estar atento a lo que plantas en tu mente, porque tus pensamientos se expresan mediante tus palabras.

Lo que decimos y hacemos está basado en lo que ya hemos integrado en nuestra mente. Evaluamos esa información y tomamos nuestras decisiones basándonos en ella, y entonces decidimos construir un pensamiento nuevo, y eso es lo que impulsa lo que decimos o hacemos. Somos responsables de cada pensamiento y decisión que tomamos. Somos seres altamente intelectuales con libre albedrío, y somos responsables de nuestras decisiones. Si eres más observador de lo que dices, obtendrás una buena perspectiva de tus pensamientos.

Día 198

*Así que mi Dios les proveerá de todo lo que necesiten, conforme
a las gloriosas riquezas
que tiene en Cristo Jesús.*
—Filipenses 4:19

Consejo inteligente: La neurociencia nos muestra cómo monitoreamos nuestros propios pensamientos.

Una de las características emocionantes de la investigación neurocientífica es cómo responden los lóbulos frontales cuando de modo deliberado e intencional nos apartamos de nosotros mismos y observamos nuestros propios pensamientos. Podemos observar nuestros pensamientos y acciones, y tomar decisiones sobre ellos. De repente, principios bíblicos como "llevar cautivos todos los pensamientos" o "renovar la mente" se vuelven menos difíciles cuando entendemos que Dios nos ha dado el equipamiento para hacer esas cosas. ¡Esta es una gloriosa riqueza que Dios ha integrado en nuestro diseño!

Día 199

Yo soy la vid verdadera y mi Padre es el labrador.
—Juan 15:1

Consejo inteligente: Somos capaces de observar una situación desde diferentes puntos de vista.

Tenemos lo que yo llamo ventaja de perspectiva múltiple (VPM). He mencionado esto algunas veces en otros días; es muy importante porque nos permite desarrollar sabiduría.

Nuestra naturaleza única y multifacética, creada a imagen de Dios, nos permite ver las cosas desde ángulos muy diferentes: muchas perspectivas diferentes. Tenemos la oportunidad única de evaluar nuestros pensamientos y su impacto, y decidir conectar con la vid, que es el Mesías. Decidir conectar nos ayuda a sanar el cerebro, fomentar el crecimiento positivo y podar las ramas del pensamiento tóxico.

Toma siempre el tiempo para evaluar cada situación desde múltiples perspectivas. No te des un tiro en el pie con solo una perspectiva, pues este sesgo daña el cerebro y conducirá a palabras y acciones poco amables hacia otros.

Día 200

Ustedes, queridos hijos, son de Dios y [los] han vencido...
porque el que está en ustedes es más poderoso que el que está en
el mundo.
—1 Juan 4:4

Consejo inteligente: Tu cerebro seguirá las instrucciones y decisiones de tu mente; en consecuencia, cambiará su arquitectura.

Somos directamente responsables de aquello que decidimos pensar y meditar, y tomamos esas decisiones en la privacidad de nuestros propios pensamientos. Cuando reconocemos y admitimos que necesitamos renovar el modo en que pensamos, hablamos y actuamos, es importante hacer una distinción entre quiénes somos verdaderamente y quiénes hemos llegado a ser por medio de decisiones tóxicas. Recuerda: si lo conectas, ¡puedes desconectarlo! No eres una víctima de tu pasado. Tu cerebro seguirá las instrucciones y decisiones de tu mente y, en consecuencia, cambiará su arquitectura.

Día 201

Los cielos cuentan la gloria de Dios; el firmamento proclama la obra de sus manos.
—Salmos 19:1 (NRSV), traducción libre

> **Consejo inteligente:** La ciencia es un modo de admirar y confiar en el amor de Dios para el mundo.

Ciencia y espiritualidad no están contrapuestas. La ciencia ofrece un modo de entendernos a nosotros mismos, nuestro cerebro y nuestro cuerpo, y el mundo en que vivimos. Es una vislumbre de la magnificencia de Dios: un modo de admirar a Dios. La ciencia del pensamiento nos da específicamente el "cómo" para renovar la mente.

Alabamos la gracia y la grandeza de Dios cuando comenzamos a ver la complejidad del modo en que Él nos creó y construyó el mundo en que vivimos. Esto puede darnos una sensación de paz al saber que Él tiene el control y sabe lo que hace.

Día 202

*Y si el Espíritu de aquel que levantó a Jesús de entre los
muertos vive en ustedes, el mismo que levantó a Cristo de entre
los muertos también dará vida a sus cuerpos mortales por
medio de su Espíritu, que vive en ustedes.*
—Romanos 8:11

Consejo inteligente: No eres un esclavo de tus genes. Los genes no surgen por sí solos, lo cual significa que no pueden encenderse a sí mismos. Tú enciendes tus genes con tu pensamiento.

Hemos vivido bajo un mito llamado el mito de los genes, que coloca el poder supremo sobre la salud y el bienestar mental en el ámbito intocable de los genes, relegándolos al nivel de dioses. Este mito ha amarrado la salud mental y física, al igual que la paz y la felicidad de demasiadas personas por demasiado tiempo. Casi cada día surge otro titular con el concepto tan de moda de un gen para esto o un gen para aquello. Alguien es alcohólico, está deprimido, o batalla con trastornos del aprendizaje porque tiene el gen del alcoholismo, de la depresión, del trastorno del aprendizaje, o cualquier otro.

Es importante entender que los genes pueden crear un entorno en nuestro interior en el cual puede crecer un problema, una predisposición o una "maldición", pero no necesariamente producen el problema; nosotros podemos producirlo mediante nuestras decisiones. El modo en que reaccionamos (nuestros pensamientos y decisiones) se convierte en la señal que activa o desactiva los problemas generacionales en nuestras vidas. Por lo tanto, es imperativo que pidamos sabiduría al Espíritu Santo con respecto a nuestro pasado y a cada una de nuestras decisiones en el futuro.

Día 203

Cada uno cosecha lo que siembra.
—Gálatas 6:7

Consejo inteligente: Tus genes son afectados por tus decisiones y experiencias.

Tú controlas tus genes; tus genes no te controlan a ti. Los genes pueden determinar características físicas, pero no fenómenos psicológicos. Por el contrario, tus genes están siendo remodelados constantemente como respuesta a las experiencias de la vida.

¿Qué tipo de decisiones, experiencias y reacciones están influyendo en tus genes? ¿Qué estás sembrando en tu vida?

Día 204

¿Qué es la fe entonces? Es lo que da seguridad a nuestras esperanzas; es lo que nos da convicción de cosas que no podemos ver.

—Hebreos 11:1 (NRSV), traducción libre

Consejo inteligente: Somos cocreadores de nuestro destino juntamente con Dios.

No somos víctimas de nuestra biología. Junto con Dios, somos cocreadores de nuestro destino. Dios dirige, pero nosotros tenemos que decidir permitirle a Dios que dirija. Dios nos ha dado el intelecto (consciencia o mente) para ser cocreadores. Como tal, tú tienes algo que decir en cuanto a los posibles resultados de tu vida. Estás diseñado para mantener un diálogo con Dios acerca de tu vida por medio de tu intelecto.

Una analogía que utilizo a menudo para enseñar este concepto es hornear un pastel. El pastel representa un problema concreto en la vida con el que estamos lidiando. El regalo del libre albedrío nos permite escoger el tipo de pastel que hornearemos y qué haremos con ese pastel. Nosotros escogemos los ingredientes y horneamos el pastel; Dios no nos da el pastel pre-horneado. Nosotros decidimos hacerlo con o sin Dios.

Hemos sido diseñados para crear pensamientos, y vivimos nuestra vida conforme a ellos. Cualquier cosa en la que creamos y esperemos, se convierte en sustancia a nivel físico, y actuamos en consecuencia de ello.

Día 205

Así es: si siembras en el campo de tu carne, cosecharás
destrucción de tu carne, pero si siembras en el campo del
espíritu, cosecharás vida eterna del espíritu.
—Gálatas 6:8 (NRSV), traducción libre

Consejo inteligente: Mediante nuestros pensamientos podemos ser nuestro propio cirujano cerebral.

Nuestras decisiones, que son las consecuencias naturales de nuestros pensamientos y nuestra imaginación, llegan "hasta el alma" de nuestro ADN y pueden activar y desactivar ciertos genes, cambiando la estructura de las neuronas en nuestro cerebro. Nuestros pensamientos, nuestra imaginación y nuestras decisiones pueden cambiar la estructura y función de nuestro cerebro en todos los niveles: molecular, genético, epigenético, celular, estructural, neuroquímico, electromagnético, e incluso subatómico. Literalmente, ¡realizamos nuestra propia cirugía cerebral cada momento de cada día!

Día 206

Así que, si el Hijo los libera, serán ustedes verdaderamente libres.
—Juan 8:36

Consejo inteligente: No eres una víctima de tu herencia genética.

Tomados colectivamente, los estudios sobre epigenética nos muestran que ser el bueno, el malo y el terriblemente malo sí que se transmite de generación en generación, pero tu mente es la señal principal (el factor epigenético) que enciende o apaga esos genes. No estás destinado a poner en práctica los patrones negativos de tus antepasados; en cambio, puedes tomar la decisión de vencerlos modificando sus patrones de expresión mediante tu modo de pensar. Cuando asimiles esto, ¡entenderás lo que significa ser verdaderamente *libre*!

Día 207

Les dejo un regalo: paz en la mente y en el corazón. Y la paz que yo doy es un regalo que el mundo no puede dar. Así que no se angustien ni tengan miedo.
—Juan 14:27 (NTV)

Consejo inteligente: Pensar en un problema puede transformarlo en una realidad que te roba la paz; pensar en una solución puede transformarla en una realidad que te producirá paz.

Los cambios epigenéticos representan una respuesta biológica a una señal medioambiental, y la que domina es tu vida pensante. Esa respuesta puede ser heredada a lo largo de las generaciones vía marcas epigenéticas; sin embargo, si eliminamos la señal, las marcas epigenéticas pueden comenzar a desvanecerse.

Del mismo modo, si decidimos añadir una señal, por ejemplo diciendo algo como: "Mi mamá tenía depresión y por eso yo tengo depresión, y ahora mi hija sufre depresión", entonces las marcas epigenéticas pueden activarse, haciendo que eso se haga realidad en nuestra vida. Pensar y hablar constantemente sobre un problema sirve como la señal que lo hace real, de modo que debes cuidar y vigilar lo que piensas y dices.

Día 208

Elige, pues, la vida, para que vivan
tú y tus descendientes.
—Deuteronomio 30:19

Consejo inteligente: No puedes ignorar de dónde provienes, pero no tienes que permitir que eso controle tu vida. Puedes cambiarlo.

Tu pasado crea una predisposición, no un destino. Tú no eres responsable de algo a lo que estás predispuesto debido a decisiones ancestrales; sin embargo, eres responsable de estar atento a esas predisposiciones, evaluarlas, y decidir eliminarlas. Tú no eres una víctima de lo que tus padres o tus abuelos decidieron. Eres libre para decidir qué clase de vida quieres vivir y el tipo de herencia que quieres dejar a tu descendencia.

Día 209

Me buscarán y me encontrarán cuando me busquen de todo corazón.

—Jeremías 29:13

Consejo inteligente: Mientras más busquemos amor con nuestra mente, más experimentaremos "lo amoroso" de Dios en nuestras vidas, porque ese es el modo por defecto de nuestra mente y nuestro cerebro.

Ya sea que encendamos felicidad, paz y buena salud, o encendamos ansiedad, preocupación y negatividad, estamos cambiando la sustancia física del cerebro. La neuroplasticidad puede actuar a nuestro favor y también contra nosotros, porque cualquier cosa en la que más pensemos, crecerá. Mientras más pensemos en el amor de Dios y en buscarlo, más descubriremos su poderoso amor en nuestro propio cerebro, cuerpo y vida. La verdad y el amor siempre vencerán.

Día 210

Cuando en mí la angustia iba en aumento, tu consuelo llenaba
mi alma de alegría.
—Salmos 94:19

Consejo inteligente: Puedes reconceptualizar pensamientos tóxicos, lo cual significa que puedes librarte de ellos y rediseñar un modo de pensar nuevo y saludable.

¿Cómo se repara el pensamiento tóxico? El concepto primordial es aplicar la neuroplasticidad en la dirección correcta, renovando un evento o experiencia negativos con pensamiento positivo. Puedes decidir de modo consciente, preferiblemente bajo la guía del Espíritu Santo, traer a la consciencia el recuerdo, donde se vuelve lo bastante plástico para poder ser cambiado realmente. Eso significa que el sustrato físico del recuerdo se vuelve más débil, vulnerable, maleable, y apto para ser manipulado. Entonces puedes decidir sustituir el evento mental aplastante por las promesas de Dios. Como una persona ajena que mira al interior por una ventana, puedes observar el recuerdo tóxico y traumático como una experiencia que se debilita y va muriendo y, al mismo tiempo, observar la experiencia nueva y saludable que va creciendo. Al practicarlo diariamente, puedes grabar los nuevos pensamientos saludables, incluso más profundamente en tu cerebro (ver mis programas en el internet y mis libros sobre cómo hacer eso). ¡Esto es renovar la mente en acción!

Día 211

Alaba, alma mía, al Señor y no olvides ninguno de sus
beneficios. Él perdona todos tus pecados y sana todas tus
dolencias; él rescata tu vida del sepulcro y te corona de gran
amor y misericordia; él te colma de bienes y tu juventud se
renueva como el águila.
—Salmos 103:2-5

Consejo inteligente: Cambiar tus pensamientos cambia las neuronas en tu cerebro.

Cuando decides enfocarte en el amor de Dios, su gracia y su perdón, cuando estás lidiando con una situación difícil, cambias la arquitectura de tu cerebro. Las neuronas que no reciban una señal suficiente (la repetición constante de un acontecimiento negativo) comenzarán a alejarse y dispersarse, literalmente irán desvaneciéndose e irá disminuyendo la emoción vinculada al trauma. Además, ciertas sustancias químicas como oxitocina (que une y remodela sustancias químicas), dopamina (que aumenta el enfoque y la atención) y serotonina (que aumenta los sentimientos de paz y felicidad), comenzarán a discurrir en torno a los pensamientos traumáticos, debilitándolos todavía más. Todo esto ayuda a desconectar y desincronizar las neuronas; si dejan de agruparse, ya no se unirán. Esto conduce a quebrar o explotar esas conexiones y reconstruir otras nuevas y saludables. ¡La sanidad es posible!

Día 212

Pues el espíritu que Dios nos ha dado no es un espíritu de
temor, sino de poder, de amor y de prudencia.
—2 Timoteo 1:7 (NRSV), traducción libre

Consejo inteligente: Tienes la capacidad de actuar con poder, haciendo que tu mente y tu cerebro trabajen para ti y no contra ti.

Todo el mundo parece hablar sobre consciencia plena y tomar tiempo para invertir en uno mismo. Sin embargo, ¿cómo se logra que realmente tu mente trabaje para ti? ¿Cómo utilizar tu mente para moldear tu vida? ¿Cómo "inviertes" en ti mismo, creando un estilo de vida que fomente la salud del cerebro y del cuerpo? ¿Cómo vas más allá de la atención, desde calmarte, y de reconocer sentimientos, pensamientos y sensaciones corporales en el momento presente, a hacer cambios sostenibles y duraderos?

Puedes utilizar el poder de tu mente para pensar, sentir y decidir en tu Yo Perfecto: ¡tu modo de pensar personalizado! No dejes que redes sociales, médicos, u otras personas en tu vida te digan otra cosa. Tú tienes la capacidad en tu mente única de cambiar las manifestaciones negativas y tóxicas en tu vida y abrazar tu Yo Perfecto.

Día 213

Querido amigo, espero que te encuentres bien, y que estés tan
saludable en cuerpo así como eres fuerte en espíritu.
—3 Juan 2 (NTV)

Consejo inteligente: Nuestra perspectiva es increíblemente importante.

Necesitamos reconocer que ni la sociedad ni nuestro cerebro determinan lo que hacemos con nuestra vida. Necesitamos reconocer que nuestros *propios* pensamientos, con nuestras perspectivas únicas, pueden obstaculizar nuestra capacidad para pensar, aprender y tener éxito más allá de los límites de cualquier sociedad. ¿Te has desplazado alguna vez por Instagram, paralizado por la sensación de que tu vida de algún modo no está "a la altura"? ¿Te has sentido alguna vez abrumado en el trabajo, con un tipo de jefe "loco al estilo de *El diablo viste de Prada*" que te grita en un ciclo interminable y sin sentido porque sentías que ese era el tipo de trabajo que un adulto responsable debía tener, y que eso era lo que se suponía que debías hacer? ¿Te has sentido alguna vez perdido preparándote para un examen que sabías que ibas a reprobar? En ocasiones, nosotros podemos ser nuestro peor enemigo.

La percepción que tenemos de nuestro entorno, además del modo en que lo manejamos y lo que sucede en nuestra vida, influye en la funcionalidad de nuestro cerebro y nuestro cuerpo. Si cambias tu percepción, cambias tu biología y tu entorno. Te conviertes en el dueño de tu vida en lugar de ser una víctima.

Se requiere acción a nivel espiritual y biológico para que tenga lugar un cambio verdadero y duradero.

Día 214

*Pero cuando se manifestaron la bondad y el amor de Dios
nuestro Salvador, él nos salvó, no por nuestras propias obras
de justicia, sino por su misericordia. Nos salvó mediante
el lavamiento de la regeneración y de la renovación por el
Espíritu Santo, que él derramó sobre nosotros abundantemente
por medio de Jesucristo nuestro Salvador. Así lo hizo para
que, justificados por su gracia, llegáramos a ser herederos que
abrigan la esperanza de recibir la vida eterna.*
—Tito 3:4-7

Consejo inteligente: La mente controla el cerebro.

El mundo puede que nos diga que la mente es lo que hace el cerebro, pero Dios nos muestra mediante la Escritura y la ciencia que el cerebro hará lo que la mente le diga que haga. Cuando tu espíritu, bajo la guía del Espíritu Santo, dirige tu mente, entonces se alcanza el criterio de referencia del pensamiento. *Puedes* pasar de la supervivencia al éxito; todo comienza en tu mente. Al reconocer el impacto de tu contexto sociocultural y tus propios pensamientos puedes redefinir tu pasado, volver a imaginar tu presente, y hacer realidad tu futuro.

Día 215

*Las malas compañías corrompen
las buenas costumbres.*
—1 Corintios 15:33

Consejo inteligente: Tu entorno influye en tus pensamientos, palabras y acciones.

Tu modo de vivir, el entorno cultural en el que vives, cualquier cosa en la que participes, tus creencias y las creencias de quienes te rodean, cómo te relacionas con esas personas, tu fe y cómo la cultivas, aquello a lo que te expones: todas estas cosas conducen a diferencias en el modo en que enfocas tu atención, y tienen un efecto directo en cómo se sintetizan tus proteínas, cómo actúan tus enzimas, y cómo trabajan juntos tus neuroquímicos. Afectan la arquitectura de tu cerebro, influenciando así lo que piensas, lo que dices, y lo que haces.

Día 216

También nos alegramos al enfrentar pruebas y dificultades porque sabemos que nos ayudan a desarrollar resistencia. Y la resistencia desarrolla firmeza de carácter, y el carácter fortalece nuestra esperanza segura de salvación. Y esa esperanza no acabará en desilusión. Pues sabemos con cuánta ternura nos ama Dios, porque nos ha dado el Espíritu Santo para llenar nuestro corazón con su amor.

—Romanos 5:3-5 (NTV)

Consejo inteligente: No puedes cambiar tus pensamientos de la noche a la mañana.

Realizar tu propia cirugía cerebral o la intervención neuroplástica del pensamiento tóxico y renovar tu mente se basan en un ejercicio regular de tu cerebro. Es cierto que el cambio duradero tiene lugar con el tiempo mediante la persistencia *continua*. No hay un arreglo rápido, una píldora, o un truco de magia que con el tiempo pueda cambiar el modo en que piensas, hablas y actúas. Persistencia y disciplina son las claves para un modo de pensar renovado, el cual cambia el cerebro físicamente, químicamente, estructuralmente y funcionalmente. Si estás buscando un arreglo rápido, quedarás defraudado. Dios nos ayuda a la vez que nos ayudamos a nosotros mismos. Tenemos que dar el primer paso; tenemos que tomar esa primera decisión.

Día 217

No te dejes vencer por el mal; al contrario, vence el mal con el bien.
—Romanos 12:21

Consejo inteligente: Nosotros controlamos lo que permitimos que influya en nuestro modo de vivir la vida.

Ya que factores psicosociales modulan el curso de ciertas enfermedades como problemas cardiovasculares, diabetes y asma, eso significa que las cosas que suceden en el entorno entran en la mente, cambiando el cerebro e influyendo en el cuerpo. Entender cómo diseñó Dios que la neuroplasticidad actúe por nosotros y contra nosotros, nos ayudará a avanzar y tener éxito en la vida controlando lo que entre en nuestra mente, verificando así lo que permitimos que influya en nuestro modo de vivir la vida.

Día 218

¡Quédense quietos y sepan que yo soy Dios!
—Salmos 46:10 (NTV)

Consejo inteligente: El tiempo a solas y en silencio es necesario para tu salud mental y física.

La capacidad de aquietar tu mente, enfocar tu atención en el asunto presente, capturar tus pensamientos, y alejar las distracciones que llegan a tu camino, es una habilidad excelente y poderosa que Dios ha puesto en tu interior. En la época tan ajetreada en la que vivimos, sin embargo, nos hemos entrenado a nosotros mismos para estar fuera de esta habilidad natural y necesaria. Es natural porque está engranada en el diseño del cerebro, permitiendo que el cerebro capture y discipline pensamientos caóticos y fuera de control; es necesaria porque calma nuestro espíritu para que así podamos estar en sintonía con Dios y escucharlo. Por lo tanto, es increíblemente importante que incorporemos a nuestra vida un tiempo a solas y en silencio: periodos en los que podamos estar quietos, pensar, y alabar a Dios.

Día 219

Entrégale tus afanes al Señor y él te sostendrá; no permitirá que
el justo caiga y quede abatido para siempre.
—Salmos 55:22

Consejo inteligente: Cuando decides actuar en amor, aumentas tu sostenibilidad y resiliencia durante situaciones difíciles.

Piensa en tu mente con respecto al movimiento de información como energía que pasa por tu sistema nervioso. Cada pensamiento tiene energía cuántica, y señales electroquímicas y electromagnéticas que fluyen en gran parte por debajo de tu nivel de consciencia. Solamente pensar en un ser querido, por ejemplo, puede causar cambios estructurales positivos en el núcleo caudado del cerebro, que está muy relacionado con sentimientos de satisfacción y felicidad. De igual modo, señales electromagnéticas saludables y campos cuánticos se activan como respuesta a una buena actitud, dándote fortaleza para enfrentar el día.

Lo contrario también se aplica. El estrés, que puede ser bueno para ti, puede volverse increíblemente tóxico dependiendo de cuál sea tu percepción de una situación. Hace un tiempo, una amiga me decía que solamente pasar con el auto al lado de su anterior lugar de trabajo le causaba un importante dolor del corazón físico, el cual solía experimentar diariamente en aquel entorno de trabajo tóxico. Sus síntomas habían desaparecido cuando renunció, y el tratamiento en este caso no fue medicación o cirugía, ¡fue la decisión de salud personal de conseguir otro empleo! Ella decidió amar su salud por encima de su empleo tóxico y estresante.

Necesitamos sostenibilidad para lidiar con la vida, y la buena noticia es que tenemos integrado un sistema de sostenibilidad ¡que se activa cuando renovamos nuestra mente y actuamos en amor!

Día 220

Sino que en la Ley del Señor se deleita y día y noche medita en ella.
—Salmos 1:2

Consejo inteligente: El pensamiento profundo saludable conduce a una vida saludable.

La investigación ha demostrado que de cinco a dieciséis minutos al día empleados en capturar pensamientos intensamente y con enfoque, cambia los estados del cerebro frontal para desempeñarlos en niveles más elevados, y puede ayudarte a relacionarte sabiamente con el mundo. Esos mismos cinco a dieciséis minutos de actividad de pensamiento profundo e intenso ¡aumentan las probabilidades de una perspectiva más feliz de la vida! Pensar profundamente pensamientos saludables y desafiar información intelectualmente es esencial para tener una vida buena y saludable.

Día 221

Porque todo lo que Dios ha creado es bueno.
—1 Timoteo 4:4

Consejo inteligente: El cerebro está diseñado para reflejar la gloria de Dios.

El orden de Dios se refleja claramente en la organización del cerebro. Dios ha diseñado el cerebro para que trabaje en una serie de redes coordinadas; su creación es siempre "buena". La expresión científica para eso es "organización funcional integrativa", que significa básicamente que todas las partes del cerebro están conectadas, trabajan juntas y se influencian mutuamente, igual que todas las partes del reino están diseñadas para trabajar para la gloria de Dios. Sin embargo, esto solamente sucede cuando pensamos correctamente en "lo amoroso" (¡ahí está otra vez ese término!). "Lo amoroso" es tener pensamientos de Dios, como Él. Significa aceptar la bondad de la creación que está en nuestro interior y reflejar esa bondad al mundo. ¿Cómo se refleja el amor en tu vida?

Día 222

Entonces añadió: "Lo que sale de la persona es lo que la contamina.
Las malas intenciones salen del interior, de los corazones de las
personas… Eso es lo que contamina a la persona".
—Marcos 7:20-23 (NRSV), traducción libre

> **Consejo inteligente:** Las investigaciones demuestran que las señales de la mente, que se consideran ondas de luz no físicas o paquetes de energía, forman del 90 al 99 por ciento de quiénes somos.

No podemos pasar por alto el potente e intangible elemento mental de quiénes somos. Cuando los pensamientos viajan por nuestro cerebro a velocidades cuánticas, las neuronas se encienden juntas de maneras distintivas, y esos patrones de actividad transforman nuestra estructura neuronal. Esencialmente, el modo en que piensas, mediante las mentalidades que adoptas, influirá en las relaciones neuronales en tu cerebro, influyendo así en tus palabras y acciones. A su vez, esas palabras y acciones influyen en el cerebro, y se establece un bucle de retroalimentación basado en esa mentalidad. Un bucle de retroalimentación puede ser cambiado en cualquier momento mediante tu *decisión* de alterar tu mentalidad: lo que hay en tu corazón.

Dios ha diseñado el cerebro de tal modo, que la complicada actividad en la parte no consciente de nuestra mente es donde tiene lugar la mayor parte de la acción mental. Es donde pensamos, decidimos, construimos y ordenamos pensamientos. Es la actividad constante de alta energía que se lleva a cabo siempre en la mente no consciente, incluso cuando estamos descansando. Lo que pensamos conscientemente, y también lo que decimos y hacemos, está todo ello impulsado por la actividad en la mente no consciente. La mente no consciente tiene las raíces de todas nuestras palabras y acciones, y decidimos con nuestra mente cuáles serán esas raíces: es nuestro "corazón" o persona interior.

Día 223

El sábado se hizo para el ser humano y no el ser humano para el sábado —añadió—.
—Marcos 2:27

Consejo Inteligente: Estamos diseñados para descansar.

Cuando entramos en un descanso dirigido (un estado enfocado e introspectivo), mejoramos y aumentamos la eficacia de la actividad en la mente no consciente. No detenemos toda la actividad, al igual que Dios no descansó en el sentido moderno de la palabra (es decir, dejar de trabajar) en los relatos de la creación, sino que más bien estableció su norma en el templo tras un periodo de actividad creativa.[1] Al darnos a nosotros mismos un tiempo para pensar en un estado de descanso dirigido, aumentamos las ondas gamma en nuestro cerebro, las cuales están involucradas en la atención, la construcción de recuerdos y el aprendizaje, y aumentamos la actividad cerebral relacionada con emociones positivas como la felicidad. Las tomografías y también los registros de los encefalogramas y las imágenes cerebrales, muestran partes de la masa cerebral que producen felicidad, sabiduría y paz.

Día 224

*Trae a todo el que sea llamado por mi nombre, al que yo he
creado para mi gloria, al que yo hice y formé.*
—Isaías 43:7

Consejo inteligente: Decidir cambiar de una mentalidad de amenaza a una mentalidad de oportunidad, cambia nuestro modo de actuar.

El amor glorioso de Dios se manifiesta por medio de cada uno de nosotros. Cuando vemos una amenaza como una oportunidad, estamos —en esencia— reflejando la gloria de Dios. Tienes en ti mucha capacidad para avanzar en lugar de esforzarte. Cuando decides conscientemente practicar el actuar en una mentalidad de gratitud, por ejemplo, se producirá una oleada de neurotransmisores gratificantes como la dopamina, y experimentarás una sensación general de estar alerta y con mayor agudeza mental.

La senda hacia el éxito está directamente relacionada con reflejar la gloria de Dios, y comienza con tus pensamientos; tu cerebro y tu vida responderán en consecuencia.

¿Cómo entenderá el mundo la gloria de Dios a menos que tú y yo pasemos a nuestro Yo Perfecto, la pieza única de gloria de Dios para la cual fuimos hechos?

Día 225

Así Dios nos ha entregado sus preciosas y magníficas promesas para que ustedes, luego de escapar de la corrupción que hay en el mundo debido a los malos deseos, lleguen a tener parte en la naturaleza divina.

Precisamente por eso, esfuércense por añadir a su fe, virtud; a su virtud, conocimiento; al conocimiento, dominio propio; al dominio propio, constancia; a la constancia, devoción a Dios; a la devoción a Dios, afecto fraternal; y al afecto fraternal, amor.
—2 Pedro 1:4-7

> **Consejo inteligente:** Tenemos que controlar lo que pensamos si queremos hablar y actuar en amor.

Una mente indisciplinada está llena de una corriente continua de preocupaciones, temores, y percepciones distorsionadas que desencadenan procesos degenerativos en la mente y el cuerpo. No podemos permitirnos no llevar cautivos todos los pensamientos al Mesías. Es necesario agarrar esos pensamientos porque eso calma nuestro espíritu, para que así podamos estar en sintonía con Dios y escucharlo, y vivir conforme a su amor: podemos ser "participantes de la naturaleza divina" de Dios.

Día 226

En tus preceptos medito y pongo mis ojos en tus sendas. En tus estatutos hallo mi deleite y jamás olvidaré tu palabra.
—Salmos 119:15-16

Consejo inteligente: Reconceptualizar pensamientos tóxicos requiere ser conscientes de ellos en primer lugar; la atención los debilita de modo que se vuelvan susceptibles al cambio.

Cuando tu mente está ocupada con actividad intrínseca (descanso dirigido) como la introspección, meditar en la Biblia, analizar cosas, dejar divagar la mente, dormir, y pensar profundamente (¡incluso bajo anestesia!), hay una charla constante entre las redes del cerebro en la mente no consciente.

Tomar el tiempo para pensar y meditar en lo que es bueno, y no solo reaccionar impulsivamente a las circunstancias de la vida, en realidad hace que tu cerebro trabaje en la dirección correcta. Sin duda, cuando tenemos pensamientos flexibles y creativos somos capaces de cambiar entre pensamientos y capturar y controlar los pensamientos. Deberíamos practicar esto continuamente a lo largo del día, ¡cada día!

Día 227

Al de carácter firme lo guardarás en perfecta paz, porque en ti confía.
—Isaías 26:3

Consejo inteligente: La flexibilidad mental nos permite controlar nuestras reacciones a las circunstancias de la vida, lo cual produce paz.

Necesitamos flexibilidad mental mientras avanzamos en la vida. Siempre vale la pena recordarnos a nosotros mismos que no podemos controlar los acontecimientos y las circunstancias de la vida, pero sí podemos controlar nuestras reacciones a esos acontecimientos y circunstancias. Para controlar nuestras reacciones se requiere flexibilidad en nuestros pensamientos, lo cual está engranado en el diseño del cerebro. Dios literalmente ha moldeado nuestro cerebro para que trabaje a nuestro favor y no para controlarnos, ¡y su paz guarda nuestra mente para que podamos pensar bien!

Día 228

Acérquense a Dios y él se acercará a ustedes.
—Santiago 4:8

Consejo Inteligente: Los momentos de paz y quietud nos ayudan a aprovechar la sabiduría y desarrollarla.

Cuando cambiamos a nuestra red de modo por defecto (DMN, por sus siglas en inglés) durante momentos en los que estamos en quietud y meditamos, no nos desconectamos para descansar y nos quedamos con la mente en blanco. Más bien sucede lo contrario; desconectamos para cambiar a un modo de pensamiento que nos da perspectiva, sabiduría, y la oportunidad de conectar con Dios. Es un estado mental en el que nos desconectamos de lo externo y conectamos con lo interno.

Haz esto con tanta frecuencia como puedas, diariamente, ¡y observa cómo mejora tu vida pensante!

Día 229

*Les dejo un regalo: paz en la mente y en el corazón. Y la paz
que yo doy es un regalo que el mundo no puede dar. Así que no
se angustien ni tengan miedo.*
—Juan 14:27 (NTV)

> **Consejo inteligente:** Mediante el pensamiento y la meditación profundos e
> intelectuales podemos conectar con la parte espiritual de quiénes somos.

En un estado profundamente intelectual, las redes implicadas
permanecen activas y el cambio entre ellas también se mantiene
activo, pero es un tipo de actividad diferente. Es más enfocada
e introspectiva; por lo tanto, cuando nuestro cerebro entra en el
circuito del descanso (DMN, por sus siglas en inglés), en realidad
no descansamos; pasamos a un estado dirigido inteligente y autorreflexivo. Y, mientras más veces pasemos a ese estado, más en
contacto estaremos con la parte profunda y espiritual de quiénes
somos. Yo creo que Dios ha creado este estado para conectarnos
directamente con el Espíritu Santo y ayudarnos a desarrollar y
practicar una consciencia de su presencia; entramos en un ritmo
con el Espíritu.

Día 230

Dios bendijo el séptimo día y lo declaró santo,
porque ese fue el día en que descansó de toda
su obra de creación.
—Génesis 2:3 (NTV)

Consejo inteligente: Nuestro cerebro necesita periodos de descanso dirigido.

La DMN es una red principal en la que entramos cuando nos desconectamos del mundo exterior y pasamos a un estado de pensamiento profundo, enfocado y deliberado. Se activa a niveles incluso más elevados cuando una persona sueña despierta, hace introspección, o permite que su mente divague de modo organizado y exploratorio por la infinidad interminable de pensamientos en su interior. Es un estado dirigido, profundamente intelectual, que se enfoca hacia el interior y se desconecta el mundo exterior. Es un cese de las demandas activas y externas del mundo para así poder enfocarse en el poder inmensamente creativo e imaginativo de nuestra mente.

Por lo tanto, un "sabbat", o día de descanso, no es simplemente "desconectar" en el sentido moderno de la palabra, que tiene en sí mismo beneficios físicos y mentales, ni tampoco es tan solo tomar un día de descanso los domingos. Es un modo de conectar, aprovechar y descubrir el inmenso potencial de la mente humana, un potencial que tiene el poder de traer el cielo a la tierra y cambiar el mundo. Es un periodo de restauración y renovación, un periodo tras el que todas las batallas se han ganado; este tipo de descanso produce orden y balance en la vida.[1] Este tipo de descanso es esencial para nuestro bienestar mental y físico.

Día 231

El sábado se hizo para el ser humano y no el ser humano para
el sábado —añadió—.
—Marcos 2:27

Consejo inteligente: Desconectar de las influencias externas nos ayuda a disciplinar nuestra mente.

Quienes piensan profundo regularmente, y con esto me refiero a quienes han adoptado una vida pensante disciplinada, enfocada y reflexiva en la cual llevan cautivos todos los pensamientos, muestran que su DMN es más activa y que hay más conexión entre las redes en su cerebro. Esto significa que su cerebro es más activo, desarrolla más ramas, e integra y une más pensamientos, lo cual se traduce en una mayor inteligencia y sabiduría, y un sentimiento maravilloso de paz.

Día 232

Por eso les digo: Crean que ya han recibido todo lo que estén
pidiendo en oración y lo obtendrán.
—Marcos 11:24

Consejo inteligente: El pensamiento profundo e intelectual nos ayuda a conectar con nuestra fuente y a renovar nuestra mente.

Cuando oramos, cuando atrapamos nuestros pensamientos, cuando memorizamos y citamos versículos de la Escritura, cuando estudiamos nuevo conocimiento intentando entenderlo, entramos en un estado de meditación profunda. Este estado mental estupendo también se activa cuando intelectualizamos profundamente acerca de la información que recibimos, tal vez sea lo que estamos estudiando o una habilidad que estamos desarrollando en nuestro trabajo o en nuestra vida. Somos seres muy intelectuales creados para tener relación con un Dios muy intelectual. Nunca deberíamos subestimar cuán brillantes somos. Solamente estamos limitados por el modo en que nos vemos a nosotros mismos.

Día 233

Tú, Señor, eres bueno y perdonador; tu gran amor se derrama
sobre todos los que te invocan.
—Salmos 86:5

Consejo inteligente: Podemos volver a entrenar el cerebro para que se enfoque en las cosas buenas de la vida.

Entramos en nuestra "normalidad" cuando estamos agradecidos por la gran misericordia y amor de Dios, porque estamos diseñados para su amor. Volvemos a entrenar el cerebro, conectando con nuestra inclinación natural hacia el optimismo. Tener una "actitud de gratitud", por así decirlo, nos permite ver más posibilidades, sentir más energía, y tener éxito a niveles más elevados en nuestra vida.

Hago hincapié en *volver a entrenar* el cerebro, contrariamente a *entrenar* el cerebro. Es incorrecto suponer que el cerebro tiene una inclinación negativa y que tenemos que luchar contra su tendencia natural a buscar y detectar lo indeseable. Esta clase de mentalidad negativa en realidad irá en contra de la inclinación natural hacia el optimismo de la función cerebral, ¡y alterará los patrones de pensamiento!

Nuestra mente necesita tiempo para comprender lo que nuestro espíritu ya sabe y cómo podemos utilizar ese conocimiento para cambiar nuestra vida y el mundo para la gloria de Dios.

Día 234

Marta, Marta —contestó el Señor—,
estás inquieta y preocupada por muchas cosas,
pero solo una es necesaria. María ha escogido la mejor y nadie
se la quitará.
—Lucas 10:41-42

Consejo inteligente: La "enfermedad del ajetreo" puede crear caos en el cerebro.

En el ajetreo de la vida y la inquietud de la actividad de cada día, nos exponemos a la posibilidad de desarrollar una mentalidad caótica con el resultado neto de caos neuroquímico y electromagnético en el cerebro. Esto se siente como bucles y espirales interminables de pensamiento que fácilmente pueden descontrolarse.

Cuando activamos la DMN, sin embargo, es casi como un día de descanso en el cerebro, el cual supone un cese de la oleada consciente de trabajo y una retirada a las profundidades de nuestra mente magnífica. Es como un proceso de reinicio mental para reconectar con quiénes somos y con nuestro Mesías, capacitándonos para aportar perspectiva a los problemas de la vida. Eso estimula, en lugar de detener, nuestra productividad.

Día 235

¿Enfrentan una verdadera lucha? ¡Vengan a mí! ¿Llevan una
carga pesada a sus espaldas? Vengan a mí. ¡Yo les daré descanso!
—Mateo 11:28 (NRSV), traducción libre

> **Consejo inteligente:** El trabajo constante puede afectar nuestra salud mental. El cerebro necesita tiempo para descansar y reiniciar.

Cuando no participamos en un patrón de pensamiento autorreflexivo, disciplinado y enfocado que activa la DMN, puede que experimentemos una autoestima negativa. Tal vez nos quedamos atascados y somos incapaces de lidiar con las cosas, y tenemos tendencia a enfocarnos en el problema y no en la solución. De hecho, a medida que las cosas van mal en el procesamiento de la información, los datos mal manejados se transmiten a otras redes en el cerebro, donde crean problemas adicionales. Esos problemas adicionales pueden experimentarse como problemas de memoria, pensamiento nublado, ansiedad, depresión, y muchas otras manifestaciones, incluyendo trastornos neuropsiquiátricos.

En mi experiencia, ayudar a mis pacientes a analizar y anotar sus pensamientos de modo autorreflexivo durante esos momentos de "pensar", cuando potencialmente estaban rumiando situaciones negativas y quedándose atascados, era un modo eficaz de desarrollar su imaginación. Cuando podían descifrar qué pensamientos discurrían libremente y rastrear su dirección con el tiempo, y también qué pensamientos se quedaban atascados, también podían evaluar si esos pensamientos les daban un sentimiento de paz o inquietaban su mente. Entonces, podían buscar un modo de pensar alternativo, y yo les enseñaba la práctica de desarrollar los pensamientos positivos recién reconceptualizados, automatizándolos con el tiempo para convertirlos en recuerdos útiles y exitosos.

Día 236

Pues, como el cuerpo sin el espíritu está muerto, así también la
fe sin obras está muerta.
—Santiago 2:26

Consejo inteligente: Los buenos pensamientos conducirán a buenas acciones.

La red de tareas positivas (TPN, por sus siglas en inglés) sostiene el pensamiento activo que se requiere para tomar decisiones. Cuando enfocamos nuestros pensamientos y activamos la DMN, en algún punto en nuestro proceso de pensamiento entramos en una toma de decisiones activa. Esto activa la TPN, y experimentamos eso como acción. La acción completa el ciclo de edificar y derribar pensamientos.

Piensa en maneras en que puedas incorporar esta acción a tu horario de cada día para efectuar cambios positivos en tu vida.

Día 237

¿Quién de ustedes puede aumentar su estatura por mucho que se preocupe?
—Mateo 6:27 (NRSV), traducción libre

> **Consejo inteligente:** Los pensamientos negativos afectan nuestra capacidad de pensar con claridad.

Los pensamientos negativos tóxicos producen una mayor actividad en la DMN y menor actividad en la TPN. Esto da como resultado inadaptaciones, pensamientos depresivos, y una disminución en la capacidad para resolver problemas. Eso nos hace sentir aturdidos, confusos, negativos y deprimidos. ¡Los pensamientos negativos disminuyen nuestra sabiduría y claridad mental!

Día 238

Porque donde hay envidias y rivalidades, también hay
confusión y toda clase de acciones malvadas.
—Santiago 3:16

Consejo inteligente: Los hábitos de malos pensamientos conducen a una mala conducta.

Dios es un Dios de orden y balance, y Él ha formado nuestro espíritu, nuestra alma y nuestro cuerpo de esa manera. Es bastante sencillo: cuando no seguimos sus mandamientos, habrá consecuencias. El cerebro entra en un estado de desbalance, produciendo caos neuroquímico y electromagnético.

Necesitamos inactividad para operar óptimamente. Para lidiar con las demandas de la vida, nuestra mente y nuestro cerebro necesitan reiniciar internamente, lo cual solamente puede suceder cuando estamos a solas con nuestros pensamientos. Literalmente, necesitamos desconectar todos los estímulos externos y dar a nuestros pensamientos algún tiempo de calidad "a solas".

Es increíblemente importante que aprendamos a estar quietos y disfrutar del presente. Necesitamos aprender a saborear el placer del "ahora" y no solo vivir en la angustia del pasado imaginar que la hierba será más verde en el futuro. La satisfacción que se produce por ser verdaderamente feliz desempeña un papel vital en el éxito.

Día 239

La ansiedad abate el corazón humano.
—Proverbios 12:25 (NRSV), traducción libre

Consejo inteligente: Dar muchas vueltas a las cosas puede afectar nuestra salud mental.

Cuando dar vueltas a las cosas se vuelve negativo y los asuntos negativos se vuelven desproporcionados, es perjudicial para el cerebro y para las buenas decisiones en la vida. Cuando eso sucede, la introspección que activa la DMN pasa de ser un enfoque saludable para lidiar, y hallar soluciones a ser un enfoque poco saludable, pasivo e inadecuado, que puede dar como resultado preocupación, ansiedad y depresión.

Día 240

Debe ser hospitalario, amigo del bien, sensato,
justo, santo y disciplinado.
—Tito 1:8

Consejo inteligente: Disciplinar tus pensamientos conduce a una vida mental sensata y autocontrolada.

Al modificar tus prácticas mentales hacia una vida pensante más disciplinada, enfocada y reflexiva, puedes construir bienes raíces neuronales saludables en el cerebro que te ayuden a llevar cautivos tus pensamientos y lidiar con las demandas del mundo actual y moderno.

Tu mente puede cambiar tu cerebro de modo poderoso e inesperado de maneras positivas, ¡cuando diriges intencionalmente tu atención! La capacidad de pensar, procesar, y mantener un estilo de vida balanceado, por lo tanto, debería ser siempre una de las principales prioridades cuando se trata de lidiar con lo que la vida lance a tu camino. Momentos para "pensar" deberían ser una parte integral de tu régimen de cuidado mental. El cerebro necesita tiempo de "pensar" para su salud y funcionamiento, ¡incluyendo la prevención de demencias!

Recuerda que el modo más eficaz de mejorar tu cerebro es un proceso diario paso por paso: un *estilo de vida* para que tu cerebro funcione mejor mediante el pensamiento.

Día 241

*Mira hacia delante y fija los ojos en lo que está frente a ti.
Traza un sendero recto para tus pies; permanece en el camino
seguro.*
—Proverbios 4:25-26 (NTV)

Consejo inteligente: La atención enfocada es una de las claves para una vida exitosa.

Una de las plagas de la existencia moderna es la multitarea, que conduce a mayores plagas de la "enfermedad del ajetreo" y el manejo obsesivo del tiempo. La verdad acerca de la multitarea es que es un mito persistente. Lo que hacemos realmente es cambiar nuestra atención rápidamente de tarea en tarea, lo cual produce como resultado dos cosas malas: (1) no dedicamos toda la atención enfocada que deberíamos a una actividad, tarea, o información específica; y (2) sacrificamos la calidad de nuestra atención. Yo lo denomino "multitarea de batido". Este mal enfoque de la atención y falta de calidad de nuestra vida pensante es totalmente contrario a cómo está diseñado el cerebro para operar, y causa un nivel de daño cerebral. Cada cambio de pensamiento rápido, incompleto y de mala calidad es como hacer un batido con nuestras neuronas y neuroquímicos. De ahí que sea extremadamente importante que decidamos enfocar toda nuestra atención en una tarea cada vez si queremos ver una mejora en nuestro desempeño y nuestra paz.

Día 242

Hijo mío, presta atención a lo que te digo.
Escucha atentamente mis palabras. No las pierdas de vista.
Déjalas llegar hasta lo profundo de tu corazón, pues traen vida
a quienes las encuentran y dan salud a todo el cuerpo.
—Proverbios 4:20-22 (NTV)

Consejo inteligente: La atención profunda y enfocada afecta positivamente nuestra salud mental y física.

¿Cómo se ve la atención profunda, enfocada e intelectual contrariamente a la multitarea de tipo batido? La respuesta queda modelada en Proverbios 4:20-22: escuchar, concentrarse, y meditar en lo que se oye y se observa. Es muy interesante que cada célula en el cuerpo está conectada al corazón; el cerebro controla el corazón y la mente controla el cerebro. Recuerda: aquello en lo que pensamos afecta cada célula en nuestro cuerpo. Cuando operamos en "lo amoroso", nuestra vida se desarrolla y prospera.

Día 243

Concéntrense en todo lo que es verdadero, todo lo honorable,
todo lo justo, todo lo puro, todo lo bello y todo lo admirable.
Piensen en cosas excelentes y dignas de alabanza.
—Filipenses 4:8 (NTV)

Consejo inteligente: Solo podemos enfocarnos verdaderamente en una cosa cada vez. ¿En qué te estás enfocando?

En la actualidad se presta tanta atención a Twitter, Instagram y Facebook que con frecuencia nos olvidamos de disfrutar del momento. Supuestos expertos en redes sociales nos dicen que la información necesita estar en cantidades del tamaño de un mordisco y en un fluir continuo. Eso no es estimulación, es bombardeo. Hemos sido reducidos a 140 caracteres y una adicción a buscar la siguiente ráfaga de información. Muchos de nosotros no podemos sentarnos quietos y tranquilos y disfrutar de la lectura de un libro, permitiendo que nuestra imaginación levante el vuelo.

Desde luego que las redes sociales desempeñan un papel importante en la sociedad, los negocios y la vida. Cuando se usan correctamente y de modo balanceado son una herramienta de comunicaciones estupenda; yo estoy a favor del progreso. Sin embargo, cuando se usan de modo incorrecto y obsesivo, esto que es bueno se vuelve malo. Las redes sociales están tan extendidas como la televisión en nuestra vida cotidiana, y la investigación muestra que hacer multitarea con las redes sociales puede ser tan adictivo como las drogas, el alcohol y el abuso de sustancias químicas. Pueden convertirse fácilmente en nuestro ídolo a medida que damos a nuestras cuentas en redes sociales cada vez más atención con nuestra mente, meditando en Twitter en lugar de utilizar nuestra mente para pensar profundamente en lo que es verdadero, justo y admirable.

Día 244

Gracias a la tierna misericordia de Dios, la luz matinal del cielo está a punto de brillar entre nosotros, para dar luz a los que están en oscuridad y en sombra de muerte, y para guiarnos al camino de la paz.
—Lucas 1:78-79 (NTV)

Consejo inteligente: La multitarea de estilo batido afecta nuestra capacidad de estar en paz.

La vida se trata de balance. Nuestro cerebro responde con patrones, circuitos, y neuroquímicos saludables cuando pensamos profundamente, pero no cuando echamos un vistazo solamente a la superficie de múltiples porciones de información. La investigación muestra realmente que las personas que piensan que manejan bien la multitarea, ¡en realidad están reduciendo su inteligencia!

La paz que viene de Dios nos ayuda a pensar, escoger, decidir, y zanjar las preguntas y los problemas que surgen en nuestra vida; es una fuerza motriz en nuestra existencia. Sin embargo, la multitarea de estilo batido enciende la confusión en nuestro cerebro, haciendo que este tipo de armonía mental sea imposible.

Día 245

Los necios desprecian la sabiduría y la disciplina.
—Proverbios 1:7

> **Consejo inteligente:** Los hábitos de pensamiento no controlado conducen a tomar decisiones necias.

La multitarea de tipo batido disminuye nuestra atención, haciendo que seamos cada vez menos capaces de enfocarnos en nuestros hábitos de pensamiento. Esto nos abre a juicios y decisiones huecas y débiles, y da como resultado una despreocupación pasiva. El pensamiento profundo e intelectual, sin embargo, da como resultado una atención interactiva que conduce al siguiente paso del pensamiento profundo. Este, a su vez, requiere que estemos atentos a nuestros pensamientos y tomemos el tiempo para comprenderlos y reflexionar en ellos, si de verdad queremos reflejar la gloria de Dios en nuestras comunidades y traer el cielo a la tierra.

Día 246

Las esperanzas del justo traen felicidad.
—Proverbios 10:28 (NTV)

Consejo inteligente: Pensar profundamente mejora la salud cerebral.

Tomar el tiempo para pensar profundamente y con atención puede mejorar el enfoque, la concentración, la comprensión, la eficiencia, y la eficacia general para producir un trabajo de calidad. También puede dar como resultado cambios emocionales positivos, específicamente en la automotivación y la autoestima. Con el tiempo, el pensamiento profundo puede mejorar la función cognitiva y emocional general. Cuando alguien está establecido en una senda de pensamiento saludable, los beneficios de una vida pensante saludable pueden continuar en ascenso y desarrollo.

Día 247

¡Pero tú mantén el balance en todo! Soporta los sufrimientos;
haz la obra de evangelista; completa la tarea particular que te
fue dada.
—2 Timoteo 4:5 (NRSV) traducción libre

> **Consejo inteligente:** Cuando aprendes a hacer uso del poder de tu mente, te sitúas a ti mismo en la senda hacia el éxito.

El pensamiento profundo e intelectual activa la corteza prefrontal (que está justo encima de las cejas) de modo positivo, resultando en una mayor concentración, menos distracción, menos cambio entre tareas, pero un cambio más eficaz entre esas tareas; menor volatilidad emocional, y un aumento general en la finalización del trabajo. Esta clase de pensamiento intencional también puede mejorar las conexiones dentro y entre redes nerviosas, concretamente en la parte frontal del cerebro y entre las partes frontal y media del cerebro. En resumen, si quieres tener éxito en la vida, ¡necesitas aprender a utilizar tu capacidad de pensar!

Día 248

Ahora, pues, permanecen la fe, la esperanza y el amor.
—1 Corintios 13:13

> **Consejo inteligente:** La fe, la esperanza y el amor cambian el cerebro para mejor.

Para pensar positivamente en nuestras posibilidades, debemos ser capaces de imaginarnos a nosotros mismos en el futuro. Nuestro cerebro puede tener huellas del pasado, pero están siendo remodeladas por nuestra expectativa en cuanto al futuro. Imaginar un futuro positivo reduce el dolor del pasado. La fe en las promesas de Dios y en su amor por nosotros nos motiva a perseguir esas metas. La esperanza conduce a la expectativa, la cual crea paz, emoción, y salud en nuestra mente, aumentando así la salud cerebral y corporal.

Día 249

Opten por mi instrucción, no por la plata; por el conocimiento, no por el oro refinado. Vale más la sabiduría que las piedras preciosas y ni lo más deseable se le compara.
—Proverbios 8:10-11

Consejo inteligente: El pensamiento deliberado conduce al conocimiento y la sabiduría.

El pensamiento profundo e intencional aumenta la girificación, una hermosa palabra que significa más pliegues en la corteza cerebral. Estos pliegues extra permiten al cerebro procesar la información con más rapidez, tomar decisiones más rápidas, y mejorar la memoria. Por lo tanto, ¡el pensamiento profundo es un componente esencial de conocimiento y sabiduría!

Día 250

Pues la sabiduría entrará en tu corazón, y el conocimiento te llenará de alegría.
—Proverbios 2:10 (NTV)

Consejo inteligente: Controlar tus pensamientos te ayudará a mantener la paz y la alegría.

Cuando llevamos nuestros pensamientos cautivos y lo disciplinamos, pueden producirse cambios cerebrales físicos positivos. Estos cambios nos permiten aceptar nuestro diseño para el amor, ayudándonos a practicar verdaderamente la clase de vida que Dios quiere que vivamos. Controlar conscientemente nuestros pensamientos significa que no permitimos que corran desenfrenados por nuestra mente. En cambio, aprendemos a relacionarnos de modo interactivo con cada pensamiento, tomando el control y aprendiendo a disfrutar el momento en el que estamos. Esencialmente, nuestra tarea es analizar un pensamiento antes de decidir si aceptarlo o rechazarlo.

Somos más capaces de amarnos a nosotros mismos cuando reconocemos nuestra potente capacidad para pensar y decidir, somos más capaces de amar a otros cuando reconocemos el mismo poder tan increíble que hay en ellos, y somos más capaces de amar al mundo cuando entendemos que tenemos la capacidad de cambiarlo para mejor.

Día 251

Por falta de conocimiento mi pueblo ha sido destruido.
—Oseas 4:6

Consejo inteligente: No reconocer el poder que hay en nuestra mente puede tener efectos negativos para la salud.

Cuando aprendemos a llevar cautivos nuestros pensamientos y a renovar nuestra mente, crecemos en nuestro conocimiento, lo cual resulta en cambios estructurales positivos en nuestro cerebro que benefician nuestra salud mental y física. Por otro lado, si permitimos que nuestra mente divague y dé vueltas y vueltas a nuestros temores, preocupaciones y problemas, nuestro cerebro responde cambiando en una dirección negativa, lo cual puede afectar negativamente nuestra salud mental y física, produciendo enfermedad y muerte en nuestra vida.

Día 252

Hermanos, consideren su propio llamamiento: no muchos de ustedes son sabios, según criterios meramente humanos; tampoco son muchos los poderosos ni muchos los de noble cuna. Pero Dios escogió lo tonto del mundo para avergonzar a los sabios, y escogió lo débil del mundo para avergonzar a los poderosos. También escogió Dios lo más bajo y despreciado, y lo que no es nada, para anular lo que es.
—1 Corintios 1:26-28

Consejo inteligente: Cuanto más sentimos que somos un fracaso, más probabilidad tenemos de fallar.

Necesitamos reconocer que únicamente la sociedad no es el único factor a la hora de determinar lo que hacemos con nuestra vida. Nuestros propios pensamientos pueden obstaculizar nuestra capacidad de pensar, aprender y tener éxito más allá de los límites de cualquier sociedad. ¿Te has desplazado alguna vez por Instagram, paralizado por la sensación de que tu vida de algún modo no está "a la altura"? ¿Te has sentido alguna vez abrumado en el trabajo, o atascado en un ciclo interminable y sin sentido en tu jornada laboral? ¿Te has sentido alguna vez perdido preparándote para un examen que sabías que ibas a reprobar? En ocasiones, ¡nosotros podemos ser nuestro peor enemigo!

Necesitamos recordar que, con frecuencia, las personas que cambian el mundo provienen de lugares inesperados. Necesitamos recordar que, donde no estamos a la altura, Dios interviene. Y necesitamos recordar que el éxito es subjetivo. Solo puedes ser tan exitoso como *tú*, no tan exitoso como otra persona. Y eres tan exitoso como quieras serlo.

Día 253

A uno le dio cinco mil monedas; a otro, dos mil y a otro, mil.
Dio a cada uno según su capacidad.
—Mateo 25:15

> **Consejo inteligente:** Aquello en lo que decidimos pensar influye en cómo utilizamos nuestro tiempo.

Nuestros pensamientos pueden limitarnos a lo que creemos que podemos hacer o liberarnos para desarrollar habilidades que están muy por encima de nuestras expectativas o de las expectativas de los demás. Cuando escojamos una mentalidad que amplía nuestras habilidades en lugar de limitarlas, experimentaremos mayor satisfacción intelectual, control emocional, y salud mental y física.

Pero nada que valga la pena sucede en un instante. Podemos convertir sueños en realidades, sin embargo antes tenemos que comprender que hacer un cambio toma más tiempo que el promedio de vida de un segundo de un post de Twitter. La era tecnológica ha traído con ella un deseo de ver las cosas, incluyendo el cambio y el éxito, como instantáneas; sin embargo, no hay un camino rápido hacia el éxito en la escuela, en el trabajo y en la vida. Intentar hacer que las cosas sucedan con rapidez y entonces abandonar cuando no se producen a la velocidad a la que nos hemos acostumbrado, no es saludable. Puede causar angustia y llevar al cerebro y al cuerpo al estrés tóxico, manteniéndonos atascados en un ciclo tóxico; un ciclo al que puedes poner fin en cualquier momento en que decidas terminarlo.

Se nos han dado "monedas" o talentos, y toma tiempo desarrollarlos. Tenemos algo único y maravilloso que aportar al mundo. Nosotros *decidimos* lo que hacemos con lo que se nos ha dado. Y se nos pedirá que rindamos cuentas de cómo lo utilizamos.

Día 254

Quiero que experimenten toda la riqueza del entendimiento, y que lleguen al conocimiento del misterio de Dios: el Mesías, ¡el Rey!
—Colosenses 2:2 (NRSV) traducción libre

> **Consejo inteligente:** Cuando aprendes a pensar con conocimiento, aprendes a vivir la buena vida.

Activar tu cerebro mediante buenas decisiones te permite construir una memoria exitosa y significativa que te capacita para vivir de la misma manera: exitosa y significativamente. Igual que cuando entrenas tu cuerpo para una maratón o un ejercicio nuevo en el gimnasio, tu cerebro necesita tiempo para desarrollarse y alcanzar el éxito, y haces eso entrenando tu cerebro con tu mente.

Aceptamos fácilmente que toma tiempo desarrollar habilidad y destreza en un deporte; sin embargo, cuando se trata de la mente, esta sabiduría a menudo parece desaparecer de nuestra lógica mental. Tal mentalidad conduce a un ciclo interminable de aprender apresuradamente para un examen o para algo necesario para el trabajo, y después olvidar la mayoría de ello al día siguiente. ¡No te quedes atascado en esa rueda! Hazte cargo y toma el tiempo para desarrollar la riqueza de sabiduría que tienes en tu cerebro.

Día 255

También ustedes son como piedras vivas, con las cuales se está edificando una casa espiritual. De este modo llegan a ser un sacerdocio santo, para ofrecer sacrificios espirituales que Dios acepta por medio de Jesucristo.

—1 Pedro 2:5

Consejo Inteligente: Pensar profundamente para comprender, nos permite cambiar nuestro mundo para mejor.

A fin de que un recuerdo sea utilizable, necesita mucha energía, la cual obtiene cuando intentamos entender la información. Un recuerdo obtiene muchos "paquetes" de energía (quantum) cuando piensas repetidamente en un recuerdo de diferentes maneras cada día, lo cual produce como resultado los cambios neuroquímicos y estructurales requeridos en el cerebro que hacen que ese recuerdo sea utilizable y sea también un pensamiento útil. Un recuerdo útil, por lo tanto, tiene mucha energía, haciendo que sea *accesible*. Cuando un recuerdo se vuelve accesible, pasa a la siguiente decisión, como informar de la respuesta en un examen o la solución para un problema. Sin embargo, si no automatizas el recuerdo, no será accesible, y entonces no te resultará útil. A fin de convertir en hábitos los recuerdos a largo plazo, tendrás que escoger la ruta del *trabajo duro*, de invertir tiempo en tus pensamientos.

Por desgracia, la mayoría de las personas abandonan en la primera semana de aprendizaje y no prosiguen. Como resultado, tienen que comenzar de nuevo, lo cual no solo es tedioso y desalentador sino que también crea bucles de retroalimentación negativos. Las soluciones rápidas y los trucos de la memoria son ilusiones; no dejes que te engañen. Somos el sumo sacerdocio de la creación. Necesitamos pensar y, de ahí, vivir de tal modo que refleje nuestra vocación como administradores del mundo.

Día 256

Te conocía aun antes de haberte formado en el vientre de tu madre; antes de que nacieras, te aparté.
—Jeremías 1:5 (NTV)

Consejo inteligente: Nadie puede compararse a ti.

A pesar de lo que tú mismo o alguien a quien conoces te haya dicho, puedes aprender. Puedes tener éxito en la vida. Cuando "aprendes a aprender" (explorando, entendiendo y dominando el arte del autocuidado mental), puedes ir más allá de la consciencia plena, desarrollando un estilo de vida de mentalidad integral que te permita transformar tu barrio, tu comunidad, tu nación y tu mundo. Recuerda: quien tú eres es brillante, emocionante e inspirador, porque fuiste creado a imagen de un Dios brillante, emocionante e inspirador. No permitas que nada ni nadie te haga pensar que eres menos de lo que eres.

Día 257

Pero el Señor dijo a Samuel: —No te dejes impresionar por su apariencia ni por su estatura, pues yo lo he rechazado. La gente se fija en las apariencias, pero yo me fijo en el corazón.
—1 Samuel 16:7

Consejo Inteligente: Tu modo de ver el mundo afecta cómo vives en el mundo.

Tu mente puede desatar tu capacidad para pensar, aprender y tener éxito más allá de lo que puedes imaginar. Sin embargo, tu éxito depende de tu mentalidad. Las mentalidades son modos de pensar acerca de tareas específicas; subrayan el poder que tiene tu mente para cambiar la estructura física de tu cerebro. Son los lentes que moldean el modo en que ves el mundo e interactúas con él. Son esenciales para el autocuidado mental, ya que influyen en tu modo de pensar, hablar y actuar. ¿Qué tipo de mentalidades tienes? ¿Te están reteniendo o te están impulsando? ¿Qué ves cuando miras tu vida, a otras personas, o el mundo?

Día 258

Que el Dios de la esperanza los llene de toda alegría y paz a ustedes que creen en él, para que rebosen de esperanza por el poder del Espíritu Santo.
—Romanos 15:13

Consejo inteligente: Tú tienes el poder para cambiar mentalidades tóxicas cada diez segundos.

Tu cerebro está muy bien sintonizado con tu mente; está diseñado para responder a tu pensamiento consciente cada diez segundos. Esto significa literalmente que puedes evaluar de modo consciente lo que estás pensando aproximadamente seis veces por minuto, lo cual también significa que puedes conversar con el Espíritu Santo, ¡unas seis veces por minuto! Puedes ser lleno de gozo, paz, esperanza y poder, cada diez segundos, lo cual puede afectar de manera drástica, y para mejor, el modo en que vives tu vida.

Día 259

Qué alegría para los que no siguen el consejo de malos, ni andan con pecadores, ni se juntan con burlones, sino que se deleitan en la ley del Señor meditando en ella día y noche. Son como árboles plantados a la orilla de un río, que siempre dan fruto en su tiempo. Sus hojas nunca se marchitan, y prosperan en todo lo que hacen.
—Salmos 1:1-3 (NTV)

Consejo inteligente: El éxito comienza con una mentalidad saludable.

Cada momento de cada día, tu cerebro y tu cuerpo están físicamente reaccionando y cambiando como respuesta a los pensamientos que recorren tu mente. Tus mentalidades añaden "sabor" a esos pensamientos, haciendo que tu cerebro y tu cuerpo trabajen a tu favor o contra ti. Comprender cómo se forman las mentalidades y cómo cambian tus pensamientos es un modo práctico y útil para comprender el poder que tiene tu mente para cambiar tu cerebro. Las mentalidades te ayudan a ver el poder de tus percepciones a la vez que optimizan tu vida pensante, generando las percepciones correctas, revelando tu fortaleza interior y tu resiliencia. Las mentalidades correctas son fundamentales para tener éxito en la escuela, en el trabajo y en la vida, porque te permiten ver y experimentar el mundo de una manera diferente y más dinámica.

Día 260

El corazón contento alegra el rostro; el corazón quebrantado destruye el espíritu.
—Proverbios 15:13 (NTV)

Consejo inteligente: Estás tan feliz, tan sano y eres tan exitoso como quieras serlo.

El día 258 aprendiste que puedes comunicarte con el Espíritu de Dios cada diez segundos; ¡es extraordinario! La mente no consciente es más rápida todavía, operando aproximadamente 400 mil millones de acciones por segundo, y *tú controlas* lo que entra en tu mente no consciente.

Los pensamientos que integramos en la mente no consciente tienen el potencial de mejorar nuestra paz, salud, visión, aptitud, fortaleza y mucho más, porque esos pensamientos forman la base de nuestras mentalidades y cosmovisiones. La habilidad para pensar, sentir, decidir e integrar pensamientos en mentalidades es una de las cosas más poderosas en el universo, porque este poder es la fuente de toda la creatividad e imaginación humanas.

Recuerda: tu vida sigue la dirección de tu mente, y tu mente sigue la dirección de tus decisiones.

Día 261

[Hay] Un tiempo para llorar y un tiempo para reír. Un tiempo
para entristecerse y un tiempo para bailar.
—Eclesiastés 3:4 (NTV)

Consejo inteligente: Estar satisfecho con el lugar donde estás en la vida es tan importante como soñar con el futuro.

Soñar con el futuro es importante para nuestra salud mental, pues nos da una sensación de esperanza; sin embargo, también necesitamos aprender a disfrutar del viaje de la vida momento a momento. Tenemos que aprender a saborear el placer del "ahora", y no solo revolvernos en la tristeza del pasado o imaginar que la hierba será más verde en el futuro. Cuando decidimos sintonizar verdaderamente con el "ahora" para ver, escuchar, sentir, movernos, gustar e inhalar el presente, usando todos nuestros sentidos para absorber la belleza del momento, mejoramos nuestros pensamientos, y así mejoramos nuestra capacidad para aprender y tener éxito en la vida.

Día 262

Los planes bien pensados producen ganancias; los apresurados traen pobreza.
—Proverbios 21:5

Consejo inteligente: Tu cerebro responde a organizar y planear.

Puedes convertir sueños en realidades, pero antes debes tener un plan. Ese plan viene de tu Yo Perfecto pensante. En lugar de intentar pensar como Einstein, necesitas pensar como *tú*.

Deberíamos reconocer que Albert Einstein abrazó su modo único de pensar acerca del mundo y de interactuar con él. Su regalo del pensamiento le permitió desarrollar su memoria y liberar su genialidad, transformando así el mundo de la ciencia. ¡Quién sabe lo que tú puedes lograr cuando piensas y aprendes a tu manera personalizada y excelente! Serías un Einstein terrible, ¡pero eres un tú extraordinario! Necesitas entender que eres maravilloso tal como eres. Necesitamos reconocer la genialidad en nosotros mismos al igual que en los demás; este es un viaje que toma toda la vida; por lo tanto, ¡aprende a disfrutar del trayecto!

Día 263

*Todos ustedes son hijos de Dios mediante
la fe en Cristo Jesús.*
—Gálatas 3:26

Consejo inteligente: "Diferente" no es un juicio de valor.

"Diferente" no tiene que significar "incomprendido". No tenemos que vivir frustrados, molestos y desalentados por relaciones tensas. Al igual que puedes renovar tu mente y crear patrones de pensamiento saludables, también puedes cultivar y desarrollar perspectiva y comprensión que conducirán a la paz, el respeto y el amor en todas tus relaciones. En otras palabras, nos necesitamos los unos a los otros. Nos complementamos mutuamente en todos los entornos: en la oficina, en la comunidad, en el salón de clase, en el tribunal, en la iglesia, en el ayuntamiento, en el parque y en el hogar.

Las diferencias no son juicios de valor; no significan que somos mejores o peores. Reconocer las diferencias no es exponer la debilidad sino más bien celebrar la singularidad. Las diferencias únicas son las piezas fundamentales de la filosofía y los sueños, el gran arte, la poesía y la ciencia: son la esencia de nuestra humanidad creada por Dios.

Día 264

Dichosos los compasivos,
porque serán tratados con compasión.
—Mateo 5:7

Consejo inteligente: Estamos diseñados para amarnos los unos a los otros.

De muchas maneras, gran parte de nuestra interacción queda perdida en la traducción, y lo que nos queda es darle sentido a lo que sucedió. En esos momentos, malentendidos, expectativas no cumplidas, y problemas no resueltos se unen para crear pensamientos tóxicos que, con el tiempo, envenenan las relaciones. Con solo una serie de indicaciones y resultados indeseables, nos resta intentar comprender lo que realmente sucedió.

Todos somos diferentes. No procesamos las cosas del mismo modo. Si vemos e interpretamos las acciones de nuestro cónyuge, colega de trabajo, hijo o amigo, teniendo como base nuestras propias motivaciones e intenciones, entonces no entenderemos, resultaremos heridos, y probablemente atacaremos verbalmente. Sin embargo, si tomamos un momento y reflexionamos en que lo que ella (él) dijo no fue lo que nosotros oímos, y lo que él pensó no fue lo que nosotros supusimos, entonces pueden prevalecer la gracia, el perdón y el amor.

Dios te ha creado para el amor, no para el conflicto. Al escuchar lo que la ciencia tiene que decir y aplicando la Palabra de Dios, puedes alcanzar grandes alturas a medida que aprendes a entender a tu cónyuge, colega de trabajo, hijo, hija o amigo; y a ti mismo.

Día 265

¡La compasión triunfa en el juicio!
—Santiago 2:13

Consejo inteligente: La calidad de nuestras relaciones está determinada por la calidad del juicio que hacemos de otros.

No permitas que las tendencias, a menudo desconcertantes y confusas de otras personas, te frustren. Son un misterio; pero no las consideres un rompecabezas imposible e irresoluble. En cambio, trata el misterio como una invitación a una aventura emocionante: un viaje de descubrimiento que te conducirá a un lugar nuevo y te cambiará a lo largo del camino. Servimos a un Creador magnífico que nos ama tanto, que nos hace únicos a cada uno de nosotros.

Aprender a aceptar nuestras diferencias puede ser transformador, ¡y aumenta la función cerebral y la inteligencia! Cada uno de nosotros tiene una amplia variedad de relaciones, y todas esas relaciones requieren crecimiento a fin de que sean saludables. Somos hermanos, hermanas, mamás, hijas, papás, hijos, compañeros de trabajo, amigos, vecinos, socios de negocios, entrenadores, deportistas, y la lista puede continuar. A medida que invertimos en esas relaciones, las cultivamos, fortalecemos y desarrollamos, la calidad de nuestra vida es transformada.

Día 266

Abróchense el cinturón: ¡el cinturón de su mente! Ejerciten el control propio. Pongan su esperanza por completo en la gracia que se les dará cuando Jesús el Mesías sea revelado.
—1 Pedro 1:13 (NRSV), traducción libre

Consejo inteligente: Monitorear tus pensamientos es esencial para tu salud.

Controlar tus pensamientos suena estupendo, pero ¿cómo lo haces? Comienzas mirando tus procesos mentales. Y no, ¡no abres en dos mitades tu cráneo como si fuera un huevo y echas un vistazo a lo que hay en el interior de tu cerebro! Sin embargo, es posible aprender acerca de tus procesos mentales mediante pensar en tus pensamientos y decidir en qué pensar. Esto no solo es posible, sino también esencial.

¿Cómo es controlar tus pensamientos? Evalúa si tus pensamientos te proporcionan un sentimiento de paz o te preocupan. Si un pensamiento en particular te preocupa, piensa en otra cosa cada vez que surja ese pensamiento. Pensar en otra cosa te permite reconceptualizar el pensamiento inquietante. Esto es esencial para una mente, cuerpo y vida sanos.

Día 267

*En fin, vivan en armonía los unos con los otros; compartan
penas y alegrías, practiquen el amor fraternal, sean compasivos
y humildes.*
—1 Pedro 3:8

Consejo inteligente: El Espíritu Santo puede ayudarnos a amarnos unos a
otros.

¡Pero no sabes cuán difícil es amar a esa persona! ¡No sabes lo que
me ha hecho! Si te encuentras pensando eso, lo comprendo. Las
personas pueden ser difíciles. Sin la sabiduría y la guía de Dios,
solo nos queda amar y comprender a las personas que hay en
nuestra vida desde la reserva de nuestra propia bondad y compasión. Y, para la mayoría de nosotros, ese pozo nunca será lo bastante profundo. No podemos amar a otros del modo en que Dios
nos llamó a hacerlo mediante nuestra propia fortaleza y fuerza
de voluntad; necesitamos la fortaleza, misericordia y amor del
Espíritu Santo para guiar nuestros pensamientos y liderarnos.

Practica el acercarte y amar a personas que no siempre son
fáciles de amar. Piensa en cuán extraordinario y cuán enfocado
te sientes cuando haces el esfuerzo de acercarte verdaderamente
a alguien e intentar comprender a esa persona difícil. ¡Las perspectivas que obtienes puede que te sorprendan!

Día 268

Es inútil que te esfuerces tanto, desde temprano en la mañana hasta tarde en la noche, y te preocupes por conseguir alimento; porque Dios da descanso a sus amados.
—Salmos 127:2 (NTV)

> **Consejo inteligente:** Las expectativas imposibles pueden impedir nuestra capacidad para pensar con claridad y tener éxito.

Los pensamientos tóxicos, caóticos y aleatorios llegan con muchos aspectos. A primera vista, un pensamiento como *"Debo hacerlo bien"*, o *"Debo terminar esto en los próximos treinta minutos"*, parece correcto, pero al mirarlo de cerca y analizar los sentimientos que genera, verás que el pensamiento puede que no te esté haciendo un buen servicio en el punto en el que estás. Demandar un desempeño poco realista de ti mismo y de otros, por ejemplo, sitúa tu mente y tu cuerpo en modo de estrés tóxico, el cual tiene un efecto negativo sobre tu salud cerebral y corporal. Esta clase de presión también puede conducir a pensamientos aleatorios y distraídos, ¡y eso sin duda alguna no ayuda en nada!

Día 269

Hagan brillar su luz delante de todos, para que ellos puedan ver las buenas obras de ustedes y alaben a su Padre que está en los cielos.
—Mateo 5:16

Consejo inteligente: Cuando te atormentas con pensamientos tóxicos, dañas tu cerebro.

¿Cuántas afirmaciones que empiezan con verbos como "podría haber", "tendría que" o "debería" has pronunciado hoy? ¿Cuántas veces has dicho "ojalá..."? ¿Cuántas veces has revivido una mala conversación o situación en tu cabeza, pensando en cómo podría haber sido diferente? ¿Cuántas veces te has preocupado por algo que no podías controlar? ¿Cuánto tiempo pasas especulando? ¿Corren tus pensamientos sin control por tu cerebro? ¿Eres sincero contigo mismo, o huyes de tus pensamientos y sentimientos? ¿Te limitas a actuar por inercia, sin comprometerte realmente con una meta, diciendo una cosa pero queriendo decir otra? ¿Están distorsionados tus pensamientos? ¿Has formado una identidad personal en torno a un problema o enfermedad que estás enfrentando? ¿Hablas sobre "mi artritis" o "mi problema de corazón"? ¿Alguna vez haces comentarios como "Nunca me va nada bien" o "Siempre meto la pata"? ¿Batallas para recordar cosas? ¿Y con el aprendizaje?

Si respondiste afirmativamente a cualquiera de esas preguntas, ¡eres humano! Todos enfrentamos retos, y todos necesitamos aprender a controlar conscientemente nuestros pensamientos, cada momento de cada día. La investigación sobre la conexión entre mente y cuerpo apunta cada vez más al hecho de que controlar conscientemente los pensamientos es una de las mejores maneras de desintoxicar tu cerebro y tu vida, de modo que deja de atormentarte con todos los "ojalá..." de la vida.

Día 270

Esto es lo que pido en oración: que el amor de ustedes abunde
cada vez más en conocimiento y en buen juicio.
—Filipenses 1:9

Consejo inteligente: Mejorar tus pensamientos mejora tu inteligencia.

Cuando uses tu mente para tomar control conscientemente de tus pensamientos, descubrirás que no se requiere mucho tiempo para que se muestren los beneficios. Estudios muestran que un entorno de pensamiento positivo puede conducir a cambios estructurales significativos en la corteza cerebral en solo cuatro días, ¡y los cambios no se detienen ahí! Tu cerebro continúa cambiando en una dirección positiva mientras sigas avanzando en la dirección correcta.

Experiencias de aprendizaje frecuentes, positivas y desafiantes pueden realmente aumentar la inteligencia en una cantidad de tiempo relativamente breve. Mi propia investigación ha demostrado que el potencial de aprendizaje puede aumentarse del 35 al 75 por ciento si se enseña a las personas a comprender la conexión entre la mente, el cerebro y el cuerpo, y a pensar deliberadamente de maneras que fomenten el aprendizaje y la formación de memoria (consulta mi libro *Enciende tu cerebro*). Desintoxicar el cerebro controlando tus pensamientos no solo hará que te sientas mejor, sino que también te hará más inteligente; y ser más inteligente te ayudará a que decidas seguir el camino del amor de Dios.

Día 271

Corramos con perseverancia la carrera
que tenemos por delante.
—Hebreos 12:1

Consejo inteligente: Ser paciente hace maravillas para la estructura del cerebro.

Aceptamos fácilmente que toma tiempo desarrollar habilidad y destreza en un deporte; sin embargo, cuando se trata de la mente, esta sabiduría a menudo parece desaparecer de nuestra lógica mental. Tal mentalidad conduce a un ciclo interminable de aprender apresuradamente para un examen o para algo necesario para el trabajo y después olvidar la mayoría de ello al día siguiente. La investigación sobre neuroplasticidad, incluida la mía, revela que el desarrollo de nuevos hábitos requiere ciclos de sesenta y tres días como mínimo, y no veintiún días. ¡La mayoría de las personas abandonan en los cinco a siete primeros días!

El cambio real y duradero que conduce a vidas transformadas viene de la persistencia durante al menos tres ciclos de veintiún días (o sesenta y tres días), ya que se necesitan dos meses para que se formen células nuevas. No hay atajos cuando se trata del cambio mental y cerebral. ¡Sé paciente!

Día 272

Porque mi yugo es suave y mi carga es liviana.
—Mateo 11:30

Consejo inteligente: A medida que progresa la ciencia, los investigadores están captando destellos de las estructuras mínimas y complejas del cerebro que destacan su naturaleza de complejidad cuántica. Esta naturaleza cuántica responde a nuestro modo de pensar personalizado: nuestra humanidad innata e intangible.

Dios te ha dado todo lo que necesitas para cambiar: un yugo que es suave de llevar con tu naturaleza personalizada cuántica.

En ocasiones, la idea de cambiar nuestros pensamientos o el modo en que vivimos nuestra vida da miedo. ¿Podemos incluso hacerlo? Puede que tengas la sensación de haber sido de ese modo por tanto tiempo que no puedes cambiarlo, que Dios está pidiendo demasiado. Sin embargo, ¿por qué nos diría Dios que hagamos algo si eso no fuera posible? Él no lo haría. Como nos ha dicho que lo hagamos, podemos estar seguros de que también nos ha dado el poder no solo para obedecer en un momento, sino también para vivir consistentemente de ese modo a lo largo del tiempo.

Día 273

¿No saben que en una carrera todos los corredores compiten,
pero solo uno obtiene el premio? Corran, pues, de tal modo que
lo obtengan.
—1 Corintios 9:24

Consejo inteligente: Si corres una carrera esperando ganar, tienes más probabilidad de ganar. Las expectativas pueden moldear realidades.

Si aprovechamos nuestra habilidad natural para perseverar, desarrollando nuestra voluntad de hierro como deportistas antes de una competencia, podemos usar nuestra mente (o sea, nuestra capacidad para pensar, sentir y decidir) para alcanzar nuestras metas y tener éxito en la escuela, en el trabajo, y en la vida. Si *esperas* que conocerás las respuestas de un examen porque estudiaste duro, por ejemplo, tienes más probabilidad de estudiar duro, incluso si no tienes ganas de hacerlo, porque tu determinación te alienta a seguir perseverando. A medida que entras en una mentalidad de expectativa, ¡activas la constitución neuronal del cerebro para tener éxito!

Día 274

Así que yo no corro como quien no tiene meta; no lucho como quien da golpes al aire. Más bien, golpeo mi cuerpo y lo domino, no sea que después de haber predicado a otros, yo mismo quede descalificado.
—1 Corintios 9:26-27

Consejo inteligente: La fuerza de voluntad es esencial para la vida bien vivida.

¿Eres una de esas personas que ponen la alarma del despertador a intervalos de tres minutos para levantarse en la mañana? ¿Cuánta fuerza de voluntad se necesita para levantarte de tu cama calentita y cómoda? ¡Sé que mucha! A menudo tenemos que empujarnos a nosotros mismos para hacer algo que no tenemos ganas de hacer. Todos tenemos fuerza de voluntad, porque tenemos cosas que debemos hacer y que no queremos hacer. La fuerza de voluntad es la mentalidad que nos permite perseverar incluso si no tenemos ganas de perseverar.

Podemos usar nuestra fuerza de voluntad para cambiar nuestros *pensamientos* acerca de un acto físico o mental. Estas decisiones influyen en nuestro cerebro y cuerpo, dándonos la energía para seguir una tarea y alcanzar nuestra meta.

Día 275

A su debido tiempo cosecharemos si no
nos damos por vencidos.
—Gálatas 6:9

Consejo inteligente: Podemos resistir la tentación de darnos por vencidos.

Todos experimentaremos periodos en nuestra vida cuando nuestros planes parecen disolverse en la nada, y el deseo de darnos por vencidos parece una mítica llamada de sirenas, que demanda que abandonemos nuestras esperanzas y nuestros sueños y nos sumerjamos en las profundidades. En momentos como esos es cuando tenemos que estar en guardia. Necesitamos observar nuestros pensamientos, ¡y agarrarnos a nosotros mismos cuando tenemos ganas de darnos por vencidos!

Cuando sentimos que estamos en un lugar oscuro y que no tenemos nada, necesitamos pensar en cuán poderosa es nuestra mente y decidir perseverar. No debemos permitir que sentimientos tóxicos nos controlen. ¡Solamente deberíamos permitir que sentimientos saludables gobiernen nuestros pensamientos! Necesitamos pensar en maneras de poder fortalecer nuestra fuerza de voluntad para hacer cosas que no siempre queremos hacer, en particular cuando nos sentimos cansados o que somos un fracaso.

¿Cuáles son tus "enchufes"? ¿Cómo puedes motivarte a ti mismo para comenzar, o terminar, una tarea? Anota tus ideas y ponlas en práctica cuando sientas que no puedes continuar. Recuerda que eres más que capaz de tener éxito en cualquier cosa en la que pongas a trabajar tu mente.

Día 276

También por medio de él [Jesús], y mediante la fe, tenemos
acceso a esta gracia en la cual nos mantenemos firmes. Así que
nos regocijamos en la esperanza de alcanzar la gloria de Dios.
—Romanos 5:2

Consejo inteligente: La fe puede ser buena para tu salud mental y física.

La fe no es un delirio. Decidir tener fe en las promesas de Dios, creyendo que el Espíritu Santo, te ayudará a renovar tu mente, puede ayudarte a perseverar en los tiempos difíciles y a disfrutar de los tiempos buenos.

Nuestras creencias realmente pueden ayudarnos a vivir una vida larga y exitosa. En las "zonas azules", regiones del mundo donde está la mayor concentración de centenarios, ¡la espiritualidad es uno de los componentes clave relacionados con la salud y la longevidad![1] Creer en un poder superior puede fomentar una fuerte sensación de comunidad y esperanza, ayudando a las personas a sentir que están viviendo para algo mayor que ellos mismos; y mayor que sus problemas o inseguridades.

Desde luego, como todo en la vida, podemos usar la espiritualidad en un sentido negativo, pero el consuelo y la paz que vienen al ser parte de una comunidad espiritual pueden ser muy valiosos para nuestro bienestar mental y físico. La ciencia, después de todo, no tiene el monopolio de la verdad. Nuestra fe es otra ventaja que nos permite buscar a Dios en *toda* su gloria.

Día 277

Ustedes han oído que se dijo: "Ama a tu prójimo y odia a tu enemigo". Pero yo digo: Amen a sus enemigos y oren por quienes los persiguen, para que sean hijos de su Padre que está en los cielos.
—Mateo 5:43-45

Consejo inteligente: Tu cerebro y tu cuerpo funcionan mejor a medida que desarrollas una mentalidad de apoyo.

Un componente esencial para tener una mentalidad de apoyo es el poder de la sanidad en grupos y de acercarte para ayudar a otros, contrariamente a obtener ayuda solo para ti mismo. Elevados niveles de apoyo social predicen longevidad con más confiabilidad incluso que comer sano y hacer ejercicio, mientras que bajos niveles de apoyo social pueden ser tan dañinos como la presión arterial alta.

Para los individuos que enfrentan dificultades en sus vidas (por ejemplo, *todo el mundo*), el aislamiento puede ser letal. El apoyo social es crucial si queremos aprender a manejar nuestras emociones y lidiar con los cambios de la vida. Sin duda, unas relaciones fuertes y de apoyo nos permiten perseverar en los momentos difíciles.

Día 278

Manténganse en el amor de Dios, mientras esperan que nuestro
Señor Jesucristo, en su misericordia,
los lleve a vida eterna.
—Judas 21

Consejo inteligente: Operar en amor significa que tus palabras, acciones, y lenguaje corporal están en consonancia con aquello que piensas; es decir, tus intenciones.

No hablamos solamente con nuestras palabras. Nuestros ojos, cejas, hombros, espalda, brazos, manos, piernas y pies saben hablar; y también saben susurrar y gritar. La mitad de la comunicación es no verbal. Eso significa que el modo en que decimos lo que decimos es tan importante como lo que decimos realmente, tal vez incluso más.

Al igual que las palabras descuidadas que podemos decir si no tenemos en cuenta el impacto que tienen, nuestra comunicación no verbal dirá la verdad de lo que creemos en lo profundo de nuestro subconsciente. Por eso es tan importante tener congruencia entre lo que estamos pensando y lo que decimos, porque al final la verdad saldrá a la luz. Es muy importante amar de modo auténtico e incondicional. Sin importar cuán astuto crees que eres, no puedes ocultar tus actitudes. Ningún pensamiento es inocuo. Incluso cuando somos capaces de disfrazar lo que realmente queremos decir con nuestras palabras, la expresión de nuestros ojos, nuestro lenguaje corporal y nuestros gestos dirán la verdad.

Día 279

Y ahora, señora, ruego que nos amemos los unos a los otros.
Y no es que le esté escribiendo un mandamiento nuevo, sino
el que hemos tenido desde el principio. En esto consiste el
amor: en que pongamos en práctica sus mandamientos. Y este
es el mandamiento: que vivan en este amor, tal como lo han
escuchado desde el principio.
—2 Juan 5-6

> **Consejo inteligente:** Es importante que pensemos en consonancia con el amor del Mesías y no solo digamos que amamos a los demás.

Cuando somos atentos, buenos, amables y alentadores con nuestro lenguaje corporal, podemos proporcionar paz, comprensión y amor sin decir ni una sola palabra. Por otro lado, nuestra postura y nuestras expresiones faciales también pueden ser confrontativas, agresivas, degradantes o irrespetuosas.

Muchas veces nuestro lenguaje corporal traiciona nuestras palabras; puede que nuestra boca diga "Lo siento, no era mi intención molestarte", mientras que nuestro cuerpo está diciendo: "¿De qué te quejas? No es para tanto". Si no comprendemos lo básico del lenguaje no verbal, seguiremos enviando mensajes mezclados que dañarán nuestras relaciones, o al menos evitarán que se fortalezcan.

Día 280

Espero al Señor, lo espero con toda el alma; en su palabra he puesto mi esperanza. Espero al Señor con toda el alma, más que los centinelas la mañana. Como esperan los centinelas la mañana.
—Salmos 130:5-6

Consejo inteligente: Lo que anticipas puede afectar lo que llega a suceder.

Tu corteza insular, trabajando con el resto del cerebro, responde a tu anticipación de cómo se sentirá algo antes de que suceda. Por ejemplo, en un día frío, tu corteza insular hace que tu cuerpo esté preparado bombeando sangre hasta donde será necesaria y ajustando tu metabolismo. Esto sucede también a nivel psicológico, cuando anticipas el contenido emocional de cómo te sientes ahora y cómo puedes sentirte en una situación en particular.

Tu corteza insular está particularmente activa cuando construyes una conexión en la mente entre el recuerdo existente (pensamiento) de una circunstancia o evento y lo que está a punto de suceder; o sea, cuando predices y anticipas. Esto puede ser algo bueno o malo. Es bueno si la red de pensamientos en la que se basa la anticipación es saludable, pero no es tan bueno si esa red es tóxica. En el segundo caso, la anticipación y la predicción tóxicas pueden permitir que tus temores se lleven lo mejor de ti, causando una reacción negativa en tu cerebro y tu cuerpo.

¡Lo que anticipas puede conducir a realidades!

Día 281

El corazón del justo medita sus respuestas, pero la boca del malvado rebosa de maldad.
—Proverbios 15:28

Consejo inteligente: ¡Los momentos de "pensador" son buenos para nuestra salud mental!

La persona promedio pasa hasta ocho horas al día utilizando la tecnología. Algunos de los peores efectos de los aparatos electrónicos parecen verse mitigados cuando los aparatos se usan menos de dos horas al día. Encuentra maneras de limitar tu uso de la tecnología a lo largo del día, ¡y aumenta tus momento de "pensador"!

Los momentos para pensar te enseñan a vivir la vida examinada y llena de amor. Cuando tu mente divaga, piensa en lo que estás pensando y en tus propias experiencias, tal vez escribiendo tus pensamientos en un diario o un cuaderno. Evalúa si tus pensamientos te dan un sentimiento de paz o hacen que te preocupes. Si tus pensamientos te preocupan, piensa diferente acerca de lo mismo cada vez que esos pensamientos surjan. En otras palabras, reconceptualiza cualquier pensamiento molesto.

Estos momentos desarrollan tu inteligencia, aumentan tu salud, te dan un sentimiento de paz, y te ayudan a usar tu mente y tu cerebro con eficacia. Por lo tanto, cuando no tengas ganas de ser un "pensador", recuerda que esos momentos te hacen más inteligente, ¡y mejor equipado para manejar la vida!

Día 282

Ninguna cosa creada escapa a la vista de Dios. Todo está al descubierto, expuesto a los ojos de aquel a quien hemos de rendir cuentas.
—Hebreos 4:13

Consejo Inteligente: Cuanto antes lidies con pensamientos negativos y tóxicos, antes eliminarás su poder sobre tu vida.

Quiero renovar mi mente. Puede que pienses, *pero ¿dónde comienzo? ¿Cómo puedo ni siquiera comenzar a intentar ordenar mi vida mental? ¿Cómo cambio mis pensamientos?*

Debido al diseño del cerebro, puedes reconceptualizar (rediseñar) pensamientos que te están reteniendo al decidir qué pensamiento prefieres tener. Entonces trabajas hacia eliminar el pensamiento tóxico y construir algo mejor. Comienza con reconocer y expresar los pensamientos que te están agotando, los que no tienen ningún propósito útil más allá de mantenerte atascado. Ahora, hazte preguntas a ti mismo en lugar de mandatos; este es un modo mucho más eficaz de reconceptualizar, porque abre la exploración y la posibilidad creativa y te distancia de lo que estás pensando, dándote un espacio seguro para el cambio. También puedes catalogar tus emociones de un modo no crítico para darte a ti mismo cierta distancia de ellas a fin de lidiar con esas emociones.

Recuerda que no puedes ocultar tus pensamientos. Tarde o temprano, lo que piensas, decides y sientes saldrá a la luz. Cuanto antes lidies con pensamientos negativos y tóxicos, antes eliminarás su poder sobre tu vida.

Día 283

"Ama a tu prójimo como a ti mismo". No hay otro
mandamiento más importante que estos.
—Marcos 12:31

Consejo inteligente: Vigila lo que dices cuando estás a solas.

Estate atento intencionalmente a lo que dices, no solo cuando estés con otras personas sino también cuando estés a solas. Cuando haces eso, las redes internas de tu cerebro se encienden y tu paz interior y tu salud mental crecerán. Comienza a sustituir las declaraciones negativas por otras positivas, pensando en la clase de cambio que quieres ver en tu vida.

Podrías querer reconceptualizar tu charla contigo mismo. Recuérdate a ti mismo que eres una obra en progreso y que eso está bien. Sitúate a ti mismo en la dirección del crecimiento alcanzable: ¿qué es realista para ti? ¿Qué puedes hacer con el lugar donde estás en la vida? Tal vez puedes decirte a ti mismo algo como lo siguiente: "Cada momento estoy haciendo un esfuerzo para ser más consciente de cómo manejo mi tiempo".

Reconoce el hecho de que estás evolucionando y que puedes decidir crear un futuro mejor para ti mismo. Es importante recordar que no puedes amar a otros o mostrarles gracia verdaderamente, si no te amas a ti mismo o te muestras gracia a ti mismo.

Día 284

Pues Dios no nos ha dado un espíritu de timidez, sino de poder,
de amor y de dominio propio.
—2 Timoteo 1:7

Consejo inteligente: No puedes ocultar lo que estás sintiendo, pero puedes controlar lo que estás sintiendo.

El primer paso vital para controlar tus emociones ¡es reconocer que *tienes control* sobre tus emociones! Las integras en tu cerebro con tu mente. Las emociones no son universales o preprogramadas, sino que son bastante únicas para ti. No te suceden a ti; las emociones son hechas *por ti*.

No tienes que mostrar abiertamente tus sentimientos o dejar salir todo; sin embargo, tienes que ser sincero contigo mismo. Este es un proceso en evolución de resolver lo que estás sintiendo y cómo lidiar con esas emociones.

Necesitas expresar las emociones adecuadamente, en un entorno que sea seguro, tolerante y no crítico. Sugiero que crees una lista de personas "seguras", "menos seguras" y "no seguras". El primer grupo lo forman personas en las que sabes que puedes confiar (seres queridos, un amigo muy cercano, un consejero). El segundo grupo está formado por personas con quienes sientes que puedes compartir hasta cierto punto, pero no todo. El tercer grupo es el de personas con las que indudablemente no hablarías porque sabes que producirá un efecto indeseado.

Día 285

Al contrario, alégrense de tener parte en los sufrimientos de Cristo, para que también sea inmensa su alegría cuando se revele la gloria de Cristo.
—1 Pedro 4:13

Consejo inteligente: Disfrutar del viaje te capacita para disfrutar verdaderamente del destino.

Escoge ser feliz, acepta los retos, y disfruta del proceso de desarrollar tu comprensión y tus habilidades. Si fallas, levántate, ¡aunque no tengas ganas de hacerlo! A pesar de cómo te sientas inicialmente, escoger ser feliz se convertirá en la fuente de energía que te haga seguir adelante. Piensa en tener tu propio medidor personal de felicidad y consúltalo tantas veces como necesites. Si está descendiendo, detente, respira, y pregúntate por qué. Entonces decide superar cualquier cosa que estés enfrentando: decide cambiarlo.

No te permitas a ti mismo pensar: *Seré muy feliz cuando esto termine.* ¡Aprende a disfrutar el inicio, la mitad, y el final! Desde luego, está bien experimentar distintas emociones a medida que avanzas hacia la aceptación pacífica; si estás feliz todo el tiempo no creces en entendimiento. Nuestras batallas tienen su modo de enseñarnos a ser verdaderamente felices a largo plazo, mostrándonos qué es la verdadera felicidad.

Día 286

Ahora bien, sabemos que Dios dispone todas las cosas para el
bien de quienes lo aman, los que han sido llamados de acuerdo
con su propósito.
—Romanos 8:28

Consejo inteligente: No dejes que tus fracasos te definan.

Piensa en el fracaso como conocimiento obtenido, ¡incluso si es conocimiento de lo que no hay que hacer! Nunca catalogues algo como un completo fracaso. Todo es un momento de enseñanza, que desarrolla tu mente y tu carácter.

No dejes que el tiempo que se requiere para obtener una habilidad, para un cambio de mentalidad, para aprender a controlar las emociones o para perdonar, te desaliente para seguir adelante. Si las cosas toman más tiempo del que planeaste, haz ajustes; no caigas en el pánico. Si sientes pánico, puede que termines deshaciendo lo que acabas de hacer ¡y también situando tu cerebro y tu cuerpo en estrés tóxico! Toma la vida un día cada vez, respira, y ten fe en la increíble mente que Dios te ha dado.

Día 287

Por lo tanto, ya que Dios, en su misericordia, nos ha dado este
nuevo camino, nunca nos damos por vencidos.
—2 Corintios 4:1 (NTV)

Consejo inteligente: Cuando caigas, levántate. Si te enfocas en tus fracasos, seguirás cayendo.

Vivimos en un mundo de probabilidades. Tenemos el poder creativo en nuestra mente para transformar esas posibilidades en realidades. *Decide* desarrollar una mentalidad que te permita percibir posibilidades, de modo que el diseño para el amor integrado en tu cerebro pueda ser activado para responder.

Detente de inmediato si te agarras a ti mismo pensando: *No hay ninguna salida* o *Soy un fracaso*. ¡Lleva cautivo ese pensamiento! Sustitúyelo por otro como: *No puedo ser un fracaso porque estoy formado para el éxito. Estoy diseñado para reflejar la gloria de Dios al mundo.* No permitas que lo que otras personas dijeron sobre ti, o lo que tú dijiste sobre ti mismo, evite que vivas el plan que Dios tiene para tu vida.

Día 288

Yo soy el Señor, Dios de toda la humanidad.
¿Hay algo imposible para mí?
—Jeremías 32:27

Consejo inteligente: Puedes decidir ver posibilidades cuando otras personas ven fracasos.

¿Pasas más tiempo contando tus bendiciones, o más tiempo enfocado en lo que falta en tu vida? ¿Te encuentras diciendo cosas como: "No fui capaz de ver eso o de hacer eso" en lugar de: "Sí fui capaz de ver esto y hacer eso"?

Piensa en lo que dices antes de decirlo, y si ya comenzaste a decir algo negativo, vigila lo que dices y agarra esos pensamientos, cámbialos, y di algo positivo antes de comenzar a quejarte y dañar tu cerebro, tu cuerpo y tus relaciones. *Decide* ver el vaso medio lleno y no medio vacío. ¡Tienes el poder de Dios en tu interior!

Día 289

Cada uno ponga al servicio de los demás el don que haya recibido, administrando bien la gracia de Dios en sus diversas formas.
—1 Pedro 4:10

> **Consejo inteligente:** Tú eres un miembro importante de tu comunidad. Puedes hacer algo que nadie más puede hacer.

Comunidad e integración social son esenciales para la salud mental y física, especialmente cuando te encuentras en un lugar oscuro o sientes que eres un fracaso. Cuando te sientas cargado de trabajo o desafiado emocionalmente, o estés atravesando algo, intenta detenerte por un momento y ayudar a otra persona, incluso si es solamente escuchando, dando un abrazo o alentando. Envía un correo o un mensaje de texto a alguien diciéndole que piensas en él o ella, o invita a alguien a cenar en lugar de cenar solo.

Decide despertar cada mañana y preguntarte: *¿A quién puedo ayudar hoy?* Piensa en lo que podrías hacer para salir de la casa y fomentar la comunidad en tu zona. Tal vez puedes comenzar un club de lectura, u organizar cenas e invitar a alguien nuevo cada vez. Llega a conocer a tus vecinos e invítalos a dar un paseo o a un café, o únete a un centro comunitario o espiritual. ¡Las posibilidades son interminables!

No tienes que salvar al mundo. Necesitas comenzar sencillamente con propósito, y eso puede ser tan simple como mirar afuera de tu puerta: a tu barrio, tu supermercado, gimnasio o iglesia. Si te sientes satisfecho a nivel personal tocarás a otros, y eso causará una espiral hasta tener un efecto mundial. Tú importas, ¡y lo que piensas importa!

Día 290

Entrégale tus cargas al Señor, y él cuidará de ti; no permitirá
que los justos tropiecen y caigan.
—Salmos 55:22 (NTV)

Consejo inteligente: Cambia tu modo de pensar acerca del estrés.

El estrés es algo que puede mejorar tu desempeño en lugar de disminuirlo. Cada vez que sientas que te estás balanceando al borde
del estrés tóxico, visualiza esos vasos sanguíneos alrededor de tu
corazón dilatándose y bombeando sangre y oxígeno a tu cerebro.
Visualiza que se liberan neurotransmisores, y mira todo ello trabajando en conjunto para ayudarte a enfocarte, pensar con claridad y reaccionar de la mejor manera. Para ayudarte a tener perspectiva, habla con tus amigos o familiares (incluso si es solo una
llamada telefónica o un mensaje de texto).

De hecho, cuando enfrentas un reto, ¡declara para ti mismo
cuán bueno puede ser el estrés para ti! Piensa en todos los beneficios positivos (mencionados antes) que puede tener el estrés
bueno sobre tu cuerpo. Declárate a ti mismo que tendrás más
claridad de pensamiento si haces que el estrés obre en tu beneficio. Tal vez puedes anotar los beneficios de una reacción saludable al estrés y mantenerla cerca, leyéndola cuando te sientas desafiado. Considera el estrés como algo que mejora tu desempeño
en lugar de disminuirlo. Recuerda: ¡tienes una mente increíblemente poderosa!

Día 291

Pensemos en maneras de motivarnos unos a otros a realizar actos de amor y buenas acciones... sino animémonos unos a otros, sobre todo ahora que el día de su regreso se acerca.
—Hebreos 10:24-25 (NTV)

> **Consejo inteligente:** Todos pensamos diferente. Esas diferencias son complementarias.

Todos hemos experimentado momentos en los que nuestros pensamientos se llevan lo mejor de nosotros. Tal vez estamos solos en casa o no podemos dormir, y de repente nuestra mente nos bombardea con todos los males que hicimos y todos los errores que cometimos. Es en esos momentos cuando esa comunidad se vuelve esencial para nuestro bienestar.

Pensar es un proceso y atraviesa un ciclo, al igual que la digestión. Del mismo modo que la comida es *digerida* y el contenido nutricional es *utilizado* por nuestras células para que se produzca la vida, la información tiene que ser digerida mediante el pensamiento antes de que pueda ser utilizada de un modo "nutricionalmente" significativo, formando memoria. La información que llega por medio de nuestros sentidos es digerida mediante nuestro modo de pensar personalizado. Mi modo de pensar es diferente al tuyo; no es mejor, sencillamente es diferente. La *completitud* se produce realmente en esas diferencias. Digamos, por ejemplo, que estamos teniendo un mal día. A menudo, pedir consejo a un amigo o un ser querido solicitando su perspectiva puede cambiar cómo nos sentimos y ayudarnos a ver nuestra situación bajo una luz diferente y más brillante.

Nuestro modo de pensar único nos une y nos ayuda a servirnos unos a otros y al Dios que nos creó a todos. ¡Juntos somos mejores y más fuertes!

Día 292

Es el mismo y único Espíritu quien distribuye todos esos dones.
Solamente él decide qué don cada uno debe tener.
—1 Corintios 12:11 (NTV)

> **Consejo inteligente:** Cada uno tiene su propio modo personalizado de pensar.

No hay dos individuos iguales. Los estudios de gemelos, por ejemplo, nos muestran que incluso aunque tienen un ADN idéntico, son diferentes porque piensan de modo diferente. Su modo personalizado de pensar, que produce como resultado un modo distinto de construir memoria y, por lo tanto, aprendizaje, cambia su expresión genética, cambiando así lo que dicen y hacen. Los gemelos, incluso si son idénticos, pueden tener gustos, conductas y decisiones increíblemente diferentes. Incluso tienen una susceptibilidad diferente a la enfermedad.

No somos meramente nuestros genes o nuestra biología. Nuestros pensamientos nos hacen ser quienes somos. ¿Qué dicen tus pensamientos acerca de ti?

Día 293

Porque donde hay envidias y rivalidades, también hay
confusión y toda clase de acciones malvadas.
—Santiago 3:16

Consejo inteligente: Estás diseñado para ser tú mismo.

Si no actúas en tu modo único de pensar, trabajarás en contra de quién eres en lo más hondo. Si intentas ser como otra persona, tu salud mental y física se verá comprometida, porque tus pensamientos pueden afectar el modo en que se expresan tus genes. Puedes experimentar frustración, perder tu claridad de pensamiento y dirección. Puedes perder tu sentimiento de paz interior, lo cual a su vez afecta tu sentimiento de logro. Tu capacidad para comunicarte, aprender y actuar, sea en la escuela, en el trabajo y en la vida. se verá influenciada negativamente. No puedes ser verdaderamente nadie sino tú mismo.

Día 294

El amor es paciente, es bondadoso. El amor no es envidioso ni presumido ni orgulloso.
—1 Corintios 13:4

Consejo inteligente: Cuando te gozas en quién eres tú, puedes amar verdaderamente a los demás.

Al pensar en tu modo personalizado de pensar, puedes literalmente reparar tu cerebro y tu cuerpo, porque la naturaleza neuroplástica de tu cerebro se resetea a su modo por defecto.

Cada célula de tu cuerpo contiene tu composición completa de ADN. Tu modo de pensar único puede realmente encender genes, influyendo en cómo funciona el ADN. El funcionamiento eficaz de tus genes depende en gran parte del funcionamiento eficaz de tus pensamientos, que interviene cuando aprendes a usar tu modo personalizado de pensar.

Serías otra persona terrible, ¡pero eres un tú extraordinario cuando actúas según tu modo de pensar personalizado! Necesitas entender que eres maravilloso tal cual eres. Necesitas reconocer la genialidad en ti mismo y la genialidad en otros.

Día 295

[El amor] No se comporta con rudeza, no es egoísta, no se
enoja fácilmente, no guarda rencor. El amor no se deleita en la
maldad, sino que se regocija con la verdad.
—1 Corintios 13:5-6

Consejo inteligente: Dañamos nuestro cerebro cuando nos comunicamos de un modo desagradable.

En el mundo actual, a menudo parece que no sabemos cómo conversar los unos con los otros. Todos tenemos opiniones diferentes; todos pensamos diferente; todos hablamos y actuamos diferente. Sin duda, uno de los mayores retos puede ser el de interactuar con personas, ¡porque no piensan como nosotros! Podemos entender mal lo que otra persona intenta comunicarnos, y viceversa. Ese malentendido a menudo conduce a discusiones, o algo peor.

Sin embargo, cuando entendemos cómo pensamos, podemos reconocer que otros también piensan, sienten y deciden de modo distinto. Reconocemos que esas diferencias no son inherentemente malas, ¡sino más bien extraordinariamente buenas! Aprendemos a no sentirnos amenazados por personas que no piensan, actúan o hablan como nosotros. Voltea eso y considera que mejora tu propia genialidad; ¡y eso es exactamente lo que la ciencia de la investigación de la mente y el cerebro nos está mostrando! Nos volveremos más comprensivos, permitiéndonos desarrollar y mantener una fuerte sensación de comunidad, lo cual es fundamental para la felicidad y el éxito humano. Como animales sociales, no podemos operar bien si no podemos comunicarnos, y no podemos amar bien si no sabemos comunicarnos bien.

Día 296

*A todo el que se le ha dado mucho se le exigirá mucho; y al que
se le ha confiado mucho se le pedirá aún más.*
—Lucas 12:48

Consejo inteligente: Somos responsables de nuestras decisiones.

Tu amígdala *no* te hizo hacerlo. *Un momento, hacer ¿qué?* Tú
no eres tus estructuras cerebrales. Tu amígdala (o cualquier
otra parte de tu cerebro) no puede hacerte decir o hacer nada.
Partes de tu cerebro no te controlan; son simplemente estructuras dentro del cerebro con funciones neurofisiológicas específicas
que se vuelven más o menos activas *como respuesta* a tu expresión
de lo que sientes en tu interior. Son activadas por tu percepción,
tu modo de pensar único. El cerebro es como una compleja computadora cuántica que *refleja y expresa* la mente (o vida interior)
de un ser humano.

Somos creados a imagen del Creador y, sin embargo, a
menudo nos sorprende que tengamos el poder y la responsabilidad de crear. Causamos cambios estructurales en nuestro
cerebro mediante nuestro modo de pensar, sentir y decidir. Por
medio de nuestro modo de pensar personalizado creamos materia con nuestra mente. Necesitamos tomarnos en serio esta capacidad. Podemos traer el cielo o el infierno a la tierra; la decisión
es nuestra.

Día 297

Pues Dios no es Dios de desorden sino de paz.
—1 Corintios 14:33 (NTV)

Consejo inteligente: Mediante nuestras decisiones podemos desarrollar nuestra paz y comprensión.

Nuestra vida pensante es una "corriente de consciencia" con miles de pensamientos individuales que se mezclan. Podemos controlar lo que permitimos que entre en nuestra cabeza. Somos capaces de evaluar los marcos de pensamiento individuales al autorregular la corriente de consciencia. Sin embargo, cuando somos distraídos por influencias externas y reacciones tóxicas a la vida, nuestra capacidad de autorregularnos puede verse afectada, con consecuencias negativas para nuestra salud mental y física.

Cuando aprendemos a entender y controlar cómo pensamos, estamos *entrenando de nuevo* nuestra función autorreguladora, lo cual nos permite monitorear nuestros pensamientos a largo plazo. Sin importar cuán caótica sea tu mente, ¡puedes controlar tus pensamientos!

Día 298

Tenemos dones que difieren según la gracia que se nos ha dado,
y debemos utilizarlos apropiadamente.
—Romanos 12:6 (NRSV), traducción libre

Consejo inteligente: Todos pensamos, hablamos y actuamos de maneras diferentes. Todos tenemos una percepción única del mundo.

Nuestras perspectivas del mundo se reflejan en la arquitectura de nuestro cerebro porque las integramos en el cerebro con nuestros pensamientos. Todos lo hacemos, pero con diferentes resultados porque todos somos diferentes. Desde el nivel macro de la estructura de cada parte del cerebro, hasta el nivel micro de las neuronas, el nivel subatómico y el nivel cuántico de vibraciones, todos somos únicos. El genoma básico es casi el mismo en todos nosotros, pero se utiliza de modo distinto por todo el cuerpo y entre individuos. ¡Incluso nuestras proteínas vibran de maneras diferentes!

Si sintonizamos *conscientemente* con nuestra capacidad para pensar, sentir y decidir (es decir, nuestro modo de pensar personalizado), y decidimos prestar atención a nuestros pensamientos, podemos comprender cómo pensamos, ¡el núcleo mismo de quiénes somos! Nuestro modo de pensar personalizado impregna todas nuestras decisiones, y es una singularidad poderosa que cada uno de nosotros necesita aprovechar y utilizar para su beneficio.

Día 299

Ninguna disciplina resulta agradable a la hora de recibirla.
Al contrario, ¡es dolorosa! Pero después, produce la apacible
cosecha de una vida recta para los que han sido entrenados por
ella.
—Hebreos 12:11 (NTV)

Consejo inteligente: La disciplina y la diligencia son esenciales para la renovación de la mente.

Necesitamos hacernos responsables de pensar en tener éxito en la vida. Nadie lo hará por nosotros. La disciplina no siempre es fácil, y hay días en los que tendremos ganas de darnos por vencidos cuando sintamos cualquier grado de "tristeza". Muchas personas tienden a abandonar una tarea difícil después de solo unos días. Pero nuestra mente está diseñada para perseverar. De hecho, perseverancia y diligencia son las únicas maneras de lograr nuevos niveles de habilidad y cultivar la inteligencia. El éxito no es momentáneo; el éxito, el "fruto" de nuestra labor, es el resultado de un estilo de vida de crecimiento y desarrollo.

Día 300

Porque donde esté tu tesoro, allí estará también tu corazón.
—Mateo 6:21

Consejo inteligente: Aquello en lo que más te enfocas, lo que amas, dirigirá tus pensamientos.

Cada momento de cada día nos fusionamos con nuestro entorno. Por medio de pensar, sentir y decidir, estamos aprendiendo y plantando en el cerebro pensamientos, que son cosas reales y físicas. Esto sucede en nuestra mente las 24 horas del día, siete días por semana; cuando estamos dormidos, nuestro cerebro ordena los pensamientos que integramos durante el día (un tipo de administración mental). Somos seres increíblemente intelectuales, incluso cuando no somos conscientes de lo que está sucediendo en nuestra mente.

Por lo tanto, es importante que reconozcamos el poder que nuestro entorno tiene sobre nosotros, si es que le concedemos ese poder. Si vivimos nuestra vida de manera aleatoria y reactiva, corremos el riesgo de permitir que influencias externas corran por nuestro cerebro sin impedimento. Esas influencias tienen el potencial de moldear el modo en que vemos e interactuamos con el mundo. Necesitamos reconocer que el hecho de que el cerebro puede cambiar, también significa que si nosotros no dirigimos ese cambio mediante nuestros pensamientos, algo más lo hará.

Día 301

La mente inteligente adquiere conocimiento, y el oído del sabio
busca conocimiento.
—Proverbios 18:15 (NRSV), traducción libre

Consejo inteligente: El aprendizaje crea y rediseña la memoria.

El aprendizaje es la reconceptualización creativa del conocimiento. Es la creación y el rediseño de la memoria. Está controlado por la autorregulación activa y dinámica: pensamiento profundo e intencional. Tiene la cualidad de la implicación personal, es dominante, y su esencia es el significado y el propósito. Lo que aprendemos determina el significado de nuestra vida, ya que da forma a nuestra cosmovisión, que es el filtro de mentalidad con el cual lo vemos todo.

Recuerda: cualquier cosa en la que más nos enfoquemos crecerá e influirá en nuestras perspectivas y sistemas de creencia (o cosmovisiones). Como dice la frase: nos convertimos en lo que amamos. Eso puede ser una experiencia tanto positiva como negativa.

¿Qué estás aprendiendo? ¿Qué da significado y propósito y a tu vida? ¿Qué conocimiento estás buscando? ¿Qué influye en el modo en que comprendes el mundo y te relacionas con él? ¿Tienes una mentalidad que piensa: "del cielo a la tierra"?

Día 302

Si confesamos nuestros pecados, Dios, que es fiel y justo, nos los perdonará y nos limpiará de toda maldad. Si afirmamos que no hemos pecado, lo hacemos pasar por mentiroso y su palabra no está en nosotros.

—1 Juan 1:9-10

Consejo inteligente: No podemos cambiar hasta que admitamos que necesitamos cambiar.

No podemos cambiar nada hasta que comprendamos plenamente lo que es necesario cambiar: dónde hemos errado el blanco y perdimos el rumbo. Al igual que cada acción comienza primero con un pensamiento, nosotros, como los hijos y las hijas del Creador de este hermoso universo, tenemos que renovar nuestra mente antes de poder restaurar y renovar el mundo para el reino de Dios.

Tenemos que admitir que hay problemas que debemos enfrentar antes de poder vencerlos, abandonar el sistema quebrado, y cambiar nuestro mundo para mejor. Fingir que no tenemos problemas, o intentar ocultarlos debajo de la alfombra, no ayudará a nadie, especialmente a nosotros mismos. El cambio comienza cuando nos miramos un buen rato en el espejo.

Día 303

¿No se dan cuenta de que su cuerpo es el templo del Espíritu
Santo, quien vive en ustedes y les fue dado por Dios? Ustedes no
se pertenecen a sí mismos,
porque Dios los compró a un alto precio. Por lo tanto, honren a
Dios con su cuerpo.
—1 Corintios 6:19-20 (NTV)

> **Consejo inteligente:** Si queremos tener una vida sana, necesitamos tener una mente sana.

Si no tenemos una mente sana, entonces ninguna otra cosa en nuestra vida será sana, a pesar de cuánto ejercicio hagamos, cuántos versículos de la Biblia conozcamos, cuántas horas durmamos, o cuántas ensaladas de col rizada comamos. Es cierto que la salud duradera incorpora los elementos de las decisiones y sus consecuencias, llevar cautivos todos los pensamientos al Mesías, renovar la mente, ser guiados por el Espíritu Santo, respetar el templo que Dios nos ha dado, y respetar la tierra que Dios nos ha confiado. Se trata de aceptar la responsabilidad por el poder que tenemos en nuestra mente, el poder para crear, y utilizar este poder para reflejar la gloria de Dios y llevar vida a un mundo que sufre.

Día 304

El Señor te guiará siempre; te saciará en tierras resecas y
fortalecerá tus huesos. Serás como jardín bien regado, como
manantial cuyas aguas no se agotan.
—Isaías 58:11

Consejo inteligente: La verdadera felicidad viene de la satisfacción interior.

Como cultura, nos hemos acostumbrado tanto a nuestro actual sistema global de "más, más, más" y "ahora, ahora, ahora", que se ha convertido en parte de nuestra mente no consciente. ¿Cuándo fue la última vez que pensaste en de dónde provenía tu comida? ¿O en quién fabricó tu ropa? ¿O si realmente necesitas el último modelo de teléfono inteligente y por qué? ¿O para qué trabajas exactamente? ¿O por qué escogiste el empleo que tienes? ¿O si te sientes satisfecho espiritualmente? ¿O por qué estás teniendo citas con esa persona? ¿Cuántas veces te detienes para oler las rosas y pensar en la belleza que ves en una sola flor? ¿Cuándo fue la última vez que te sentiste satisfecho con dónde estás en la vida y con lo que tienes?

La felicidad no se mide por cuántas cosas tengas o cuán fabulosa se vea tu vida en las redes sociales, sino por cuán satisfecho estás con tu vida y hacia dónde se dirige, incluso cuando los tiempos son desafiantes. Esta clase de satisfacción, que no se puede comprar en el supermercado ni en el internet, es el fundamento de tu bienestar mental y físico; se basa en el amor de Dios, y nunca se agotará. ¡Te dará la fortaleza para seguir adelante!

Día 305

Por sus frutos los conocerán. ¿Acaso se recogen uvas de los espinos o higos de los cardos? Del mismo modo, todo árbol bueno da fruto bueno, pero el árbol malo da fruto malo. Un árbol bueno no puede dar fruto malo y un árbol malo no puede dar fruto bueno.
—Mateo 7:16-18

Consejo inteligente: El verdadero cambio puede verse en el fruto de tu vida.

Necesitamos hacernos responsables personalmente de nuestro estilo de vida. Desde luego que todos cometemos errores, y podemos descansar en la seguridad de saber que Dios, a su manera bondadosa y amorosa, ha integrado en nuestro cerebro y nuestro cuerpo sistemas de respaldo que nos alejarán del peligro potencial y nos sanarán. Después de todo, ¡estresarnos por cometer errores es tóxico para nuestra salud mental y física! Sin embargo, si seguimos intencionadamente una senda de escoger patrones de pensamiento tóxicos y negativos, no deberíamos sorprendernos cuando las consecuencias estén lejos de ser lo que deseamos.

Sí, Dios nos perdona, pero tenemos que arrepentirnos, lo cual significa esencialmente cambiar nuestra mentalidad, lo cual a su vez cambia nuestra conducta. No podemos tratar al Creador del universo como una carta para "salir de la cárcel" o como el genio de la lámpara que está listo para conceder nuestros caprichos. Recuerda: somos lo que pensamos.

Día 306

Porque nuestra lucha no es contra seres humanos, sino contra poderes, contra autoridades, contra potestades que dominan este mundo de tinieblas, contra fuerzas espirituales malignas en las regiones celestiales.
—Efesios 6:12

Consejo inteligente: Nunca podemos bajar la guardia cuando se trata de nuestros pensamientos.

Es insensato e imprudente creer que podemos vivir nuestra vida del modo que queramos y que, cuando surjan problemas, solo tenemos que sentarnos y preguntar a Dios por qué nos sucede eso, y decirle a todo el mundo que estamos bajo un ataque espiritual. Siempre estamos bajo ataque en todos los frentes. El apóstol Pablo dice que estamos *en* una guerra, no que vamos a la guerra. Es una guerra que ganar por nuestra mente y nuestra vida. Somos parte de esta batalla de restauración; somos llamados a ser herederos de Dios, soldados y sumos sacerdotes, mostrando su amor y su perdón en el mundo. Eso es lo que significa ser verdaderos seguidores del Mesías, quien mostró el amor y la misericordia de Dios al mundo conquistando el pecado y la muerte. Somos llamados a traer el cielo a la tierra, y eso no sucede sin una batalla, mentalmente y físicamente.

Día 307

Así que comete pecado todo el que sabe hacer
el bien y no lo hace.
—Santiago 4:17

Consejo inteligente: El conocimiento conlleva responsabilidad.

Creo que una mentalidad que asusta entre muchas personas hoy día es una visión generalizada del mundo como caído y sin esperanza, a pesar del hecho de que el Mesías ya ha hecho nuevas todas las cosas. Tenemos la responsabilidad que Dios nos ha dado de cuidar de la tierra; el mundo entero está a la espera de que los seguidores de Jesús se apropien plenamente de su identidad como herederos de Dios y tomen responsabilidad por la creación.

El mundo está siendo restaurado; una restauración que comenzó con Jesús y será completada con Jesús, y por medio de nosotros como sus herederos. No fuimos creados para estar al margen, quejándonos de todas las cosas malas que vemos o escuchamos y exclamando que tenemos muchas ganas de irnos al cielo y dejar atrás esta tierra tan despreciable. Se supone que debemos traer el cielo a la tierra, aplicar el amor de Dios a las cosas terribles que nos hacen querer esconder la cabeza bajo la arena como si fuéramos avestruces espirituales. Sin embargo, cuando lo sabemos, tenemos la responsabilidad de actuar. Como seguidores del Mesías, no podemos decir que es imposible escapar o cambiar el modo en que son las cosas, ¡porque somos llamados a cambiar el modo en que son las cosas!

Día 308

Por lo tanto, ya no hay ninguna condenación para los que están en Cristo Jesús.
—Romanos 8:1

Consejo inteligente: La culpabilidad no controlada es tóxica para el cerebro y el cuerpo.

En ocasiones, cuando pensamos en nuestros pensamientos podemos quedar atrapados en una espiral negativa de culpabilidad y condenación. ¡No debes permitir que esos pensamientos corran descontrolados por tu mente! La culpabilidad no controlada puede poner tu cuerpo en estrés tóxico, influyendo así de manera negativa en tu salud mental y física.

Sin duda, la culpabilidad es destructiva para la mente y el cerebro, y necesita ser anulada o te mantendrá atascado en la condenación. Es una buena idea encontrar la fuente de la culpabilidad, porque a veces no es una fuente válida; ¡puede que hayas estado creyendo una mentira!

Recuerda que todos necesitamos observar y cambiar el modo en que pensamos diariamente; todos necesitamos renovar nuestra mente. Y, cuando pensamos en el impacto que tienen nuestras decisiones sobre el estilo de vida que llevamos, mejoramos la calidad de nuestro estilo de vida, lo cual tendrá una profunda influencia en la salud de nuestro espíritu, mente y cuerpo.

Día 309

Instruye al niño en el camino correcto y aun en su vejez no lo abandonará.
—Proverbios 22:6

Consejo inteligente: Nuestros hijos seguirán nuestro ejemplo.

Los niños hacen lo que nosotros hacemos, no lo que decimos. El estilo de vida tóxico de un padre o una madre puede predisponer al niño a un estilo de vida tóxico. Alimentar patrones de estilo de vida que fomenten respuestas saludables a la vida debería establecerse desde una edad temprana. Especialmente, necesitamos enseñar a nuestros hijos acerca del poder que hay en sus mentes y cómo manejarlo, incluso cuando sea difícil y consuma tiempo para todos los involucrados. Emociones y pensamientos confusos crean trastornos en la mente, lo cual a su vez producirá conductas que son igualmente confusas y autodestructivas.

Crea un entorno que sea abierto, seguro, y no crítico. Debes estar siempre dispuesto a escuchar a tus hijos, y tal vez también deberías cambiar tu modo de pensar, hablar y actuar. Solo porque seas padre o madre no significa que lo sabes todo.

Día 310

Crea en mí, oh Dios, un corazón limpio y renueva un espíritu firme dentro de mí.
—Salmos 51:10

Consejo inteligente: La mente es más poderosa que el cerebro.

El cambio en los patrones de conducta que son dañinos para la vida, llega al decidirlo sobre la base de una consciencia de la necesidad fundamental de cambiar. Tú no eres una víctima de lo que piensas, dices y haces, porque tú controlas lo que piensas, dices y haces.

El concepto de una enfermedad cerebral es muy limitante, y casi siempre produce una sensación de desesperanza. Es la perspectiva reduccionista, que dice que eres lo que hace tu cerebro y en realidad no hay nada que tú solo puedas hacer al respecto. Eso se basa en investigación científica antigua e incorrecta, y una filosofía materialista que es opuesta a lo que indican la Biblia y también la investigación científica reciente.

Un trastorno de pensamiento, por otro lado, produce esperanza en el sentido de que, aunque se han producido cambios biológicos significativos en el cerebro, el cerebro puede cambiar (neuroplasticidad). La mente es más poderosa que el cerebro: dirige el cambio.

Día 311

Yo he venido para que tengan vida y
la tengan en abundancia.
—Juan 10:10

Consejo Inteligente: Nunca es demasiado tarde para cambiar tu modo de pensar, hablar y actuar.

Decidir cambiar y abandonar un patrón de pensamiento tóxico puede dar como resultado la regeneración cerebral. Varios investigadores han descubierto que el volumen cerebral de la persona adulta, que puede verse reducido por trastornos del pensamiento (o malos hábitos de pensamiento), también puede recuperarse al cambiar patrones de pensamiento o mentalidades. Al decidir cambiar tu modo de pensar, ¡literalmente puedes recuperar materia gris en el cerebro!

Cuando Dios dijo que sus planes para ti están llenos de esperanza, quiso decir eso exactamente. Él quiere realmente que vivas la mejor vida que puedas vivir. Su amor, misericordia y gracia nunca terminan. ¡Haz crecer de nuevo tu cerebro del modo correcto, creado para amar!

Día 312

Luego de que ustedes hayan sufrido un poco de tiempo, Dios mismo, el Dios de toda gracia que los llamó a su gloria eterna en Cristo, los restaurará y los hará fuertes, firmes y estables.
—1 Pedro 5:10

Consejo inteligente: Se necesita tiempo para integrar un hábito en el cerebro; se necesita tiempo para desintegrar un hábito del cerebro.

Las señales que cambian nuestro cerebro pueden ser buenas o malas. Los mismos principios de la plasticidad (cambio en el cerebro) se emplean cuando integramos un hábito bueno o malo; eso se denomina la paradoja plástica.

Sin embargo, si la mente puede cambiar el cerebro, ¿por qué hábitos poco sanos de pensar, hablar y actuar parecen tan difíciles de romper? Utilizamos la plasticidad para integrar esos hábitos con el paso del tiempo; utilizamos la plasticidad para implantarlos en nuestra mente. Como bien sabes, cualquier cosa en la que más pienses crece. Así, igualmente, se necesita el mismo tipo de esfuerzo para romper el hábito, pero como estamos revirtiendo la marea, eso implica más esfuerzo.

La plasticidad no es igual a hacer las cosas sin esfuerzo. Es un trabajo extremadamente duro, pero *cualquier cosa que valga la pena es trabajo duro.* Plasticidad significa cambio, y el cambio verdadero y duradero nunca se produce sin esfuerzo. Señales buenas y saludables son igual a cambios cerebrales buenos y saludables. De igual manera, señales poco sanas son igual a cambios cerebrales poco sanos.

Día 313

Sin embargo, les daré salud y los curaré; los sanaré y haré que disfruten de abundante paz y seguridad.
—Jeremías 33:6

Consejo inteligente: Adicción significa ser consumido por algo.

Estamos diseñados para ser consumidos por el amor. La investigación muestra que el amor es la mayor adicción, y hay más personas que mueren de soledad y falta de amor que de cualquier otra enfermedad. Nuestro cerebro está formado para aferrarse a algo, y ese algo es "lo amoroso" de Dios. Cualquier adicción tóxica, ya sea comida, drogas, o incluso una persona, es el resultado de una decisión mal situada, o del amor desordenado.

La adicción no es una enfermedad crónica para toda la vida, como el modelo biomédico actual nos dice que es. La adicción a lo incorrecto se produce cuando nuestra adicción natural al amor es torcida de alguna manera. Hay una evidencia extensa, en particular en estudios de población, que indica que la inmensa mayoría de las personas que abandonan adicciones tóxicas lo hacen por sí mismas, mediante la *decisión de cambiar* sus pensamientos y emplear su fuerza de voluntad.

Desde luego, Dios no dijo que la vida sería fácil y sin preocupaciones; nunca puede serlo cuando está implicado el libre albedrío. Sin embargo, Jesús vino para hacernos libres y darnos vida en abundancia. Vino para sanarnos. Dios ha hecho nuevas todas las cosas en el Mesías. Jesús ya ha obtenido la victoria. Nunca fuimos creados tan solo para "salir adelante".

Día 314

No se preocupen por nada; en cambio, oren por todo. Díganle
a Dios lo que necesitan y denle gracias por todo lo que él ha
hecho. Así experimentarán la paz de Dios, que supera todo lo
que podemos entender. La paz de Dios cuidará su corazón y su
mente mientras vivan en Cristo Jesús.
—Filipenses 4:6-7 (NTV)

> **Consejo inteligente:** Podemos superar adicciones tóxicas cambiando nuestro modo de pensar.

Cuando nos enfocamos en algo o alguien por largos periodos de tiempo (adoración o amor), los circuitos de recompensa en el cerebro son secuestrados por nuestras decisiones (mente), lo cual cambia el cerebro físicamente. Podemos volvernos adictos a cualquier cosa si le prestamos atención durante una cantidad de tiempo significativa.

Los circuitos de recompensa que están formados para el amor se distorsionan mediante pensamientos negativos y decisiones incorrectas de estilo de vida (y otros factores medioambientales) en un bucle circular de retroalimentación, y sin duda pueden afectar la claridad de la mente y nuestra capacidad para aprovechar nuestro pleno potencial. Sin embargo, la mente sigue siendo más fuerte que el cerebro: Jesús dijo que nunca nos daría nada por encima de lo que pudiéramos soportar, y que nos ha dado una salida para que podamos soportarlo. El cerebro se rehará, o se renovará, en la dirección donde lo envíe la mente. De ahí que la inmensa mayoría de las personas pueden abandonar adicciones, y lo hacen, diariamente. Decidir salir de una adicción tóxica es de lo que están hechos los testimonios, y sin duda los milagros.

Día 315

Me ha enviado a proclamar libertad a los cautivos
y dar vista a los ciegos, a poner en libertad a los oprimidos, a
pregonar el año del favor del Señor.
—Lucas 4:18-19

Consejo inteligente: Vemos en la física cuántica que Dios ha creado un universo probabilístico y abierto que nos permite liberarnos a nosotros mismos de patrones de pensamiento negativos.

Hay un conjunto de posibilidades de percepción infinito. Aunque esto pueda parecer complicado, es esencialmente otro modo de describir el libre albedrío y el poder que Dios nos ha dado. Podemos escoger vida o muerte, bendiciones o maldiciones.

La física cuántica es una descripción con base matemática de la apertura mental de la decisión. Einstein dijo en una ocasión que Dios no juega a los dados con el universo.[1] Era un físico clásico y creía en un universo racional con leyes específicas que determinaban todo lo que sucedería. A Einstein no le gustaba el concepto de un universo abierto y el libre albedrío, el cual decía que era un delirio; sin embargo, según la física cuántica, parece que Dios sí que juega a los dados pero en un sentido amoroso y generoso. No nos fuerza a amarlo y servirlo. Él nos diseñó como reflejos inteligentes y únicos de su imagen gloriosa, libres para decidir cómo queremos vivir nuestra vida. Él se arriesgó al darnos libre albedrío, pero el amor inherentemente involucra riesgos.

Dios vino para hacernos libres, no para encerrarnos. Tenemos que decidir en este universo probabilístico y abierto ser liberados de patrones de pensamiento negativos; ¡desempeñamos un papel en nuestra propia libertad!

Día 316

Todos ustedes son uno en el Mesías Jesús.
—Gálatas 3:28 (NRSV), traducción libre

Consejo inteligente: Hay una conectividad cuántica inseparable de cada parte con todas las otras partes.

La libertad creativa que tenemos cuando operamos en amor es una realidad poderosa, no un delirio. Con nuestro Yo Perfecto construimos pensamientos que se convierten en realidades. Estas realidades son tremendamente importantes, porque todo está conectado primero en Dios y después mutuamente. Sin importar cuán lejos sea la distancia y el tiempo, todas las partículas en una relación se influyen mutuamente; estas relaciones existen más allá del espacio y el tiempo.

Cada pensamiento que tenemos afecta a todos los demás, y viceversa. Como todo fue creado en Dios y por medio de Dios, la creación está involucrada. Y, como portadores de su imagen, nosotros tenemos un efecto particular sobre el mundo y sobre los demás. Todos tenemos en nosotros una pieza de la eternidad de Dios, y representamos colectivamente su creación eterna. Él es todo el sistema y nosotros somos las partes en él. Como células en el cuerpo humano, nos originamos de una fuente, pero tenemos distintas funciones dependiendo de con quién y dónde estemos dentro de una comunidad mayor.

Día 317

Y [Él] les dio autoridad para expulsar a los espíritus malignos
y sanar toda enfermedad y toda dolencia.
—Mateo 10:1

Consejo inteligente: Tú tienes poder sobre tu vida.

Recuerda que tu mente controla tu cerebro y tu cerebro controla tu cuerpo. Si quieres tener un cuerpo sano, necesitas una mente sana. Tu modo de pensar intencional, de sentir y de decidir influye en cómo se comporta la materia en tu cuerpo. Sin importar el modo en que hayas escogido reaccionar en el pasado, los pensamientos tóxicos dolorosos pueden ser reconstruidos, incluso los sentimientos tóxicos que has estado alimentando por tanto tiempo y te resultan tan familiares que piensas que son normales. Puedes analizarlos y remodelarlos debido a la neuroplasticidad del cerebro. ¡Puedes sanarte a ti mismo!

Sin embargo, si no prestas atención selectivamente a lo que estás pensando en cualquier situación dada, actuarás por reacción y serás impulsado por cualquier pensamiento (y su energía emocional dinámica) que entre en tu mente. No vivas de manera impulsiva y reactiva. No permitas que tu vida te controle cuando tienes el poder de controlar tu vida. No ignores la autoridad que Dios te ha dado.

El apóstol Pablo escribió que tenemos que llevar cautivos todos los pensamientos a Jesús. Todos significa *todos*. Nunca permitas que cruce tu mente ningún pensamiento descontrolado.

Día 318

Los sabios son más poderosos que los fuertes, y los que tienen
conocimiento se hacen cada vez más fuertes.
—Proverbios 24:5 (NTV)

Consejo inteligente: Nunca dejes de hacer preguntas.

El pensamiento crítico profundo, el cual he investigado por años, implica preguntar, responder, y discutir información sensorial entrante y pensamientos internos existentes a medida que pasan a la mente consciente. Esto significa que consideramos todas las opciones desde una posición tan separada e informada posible. Eso es lo que significa pensar objetivamente, o en términos de la física cuántica, entrar en superposición. La superposición involucra detenernos, dar un paso atrás, observar nuestros propios pensamientos y la información que entra mediante los cinco sentidos, establecer un diálogo con el Espíritu Santo, considerar todas las opciones, y entonces decidir qué pensamientos queremos implantar en nuestra mente no consciente.

Si hay algún consejo que yo puedo dar a cualquiera, es que debería pensar con atención y deliberadamente acerca de toda la información que encuentra, ¡y hacer muchas preguntas! Nunca permitas que nadie te diga que no tienes derecho a usar tu cerebro. Ciertamente, ignorar el poder que está en tu mente sería una gran pérdida, ¡para ti y para el mundo!

Día 319

Consejo inteligente: La investigación sobre el aspecto regulatorio del genoma humano, el 97 por ciento de quiénes somos, indica el poder de los pensamientos para causar cambios en nuestro cerebro y cuerpo.

Más del 97 por ciento de nuestro genoma cumple funciones vitales de manera regulatoria. Específicamente, controla el encendido y apagado de genes. Es un lenguaje que opera como un interruptor genético que controla el otro 3 por ciento. Nuestro ADN está diseñado esencialmente para reaccionar al lenguaje de nuestros pensamientos y palabras resultantes, al igual que a las señales biológicas.

Estamos hechos a imagen de un Dios poderoso que hizo existir la tierra con sus palabras, y tenemos ese poder de las palabras y el lenguaje en nosotros. Después de todo, ¡la primera tarea encomendada a la humanidad fue poner nombre a los animales!

Cuando buscamos al Señor, fortalecemos nuestra capacidad de dirigir la parte regulatoria de nuestro genoma correctamente, porque aprendemos a construir el lenguaje del amor correcto en nuestro cerebro y cuerpo hasta el nivel de nuestro ADN.

Día 320

Hagan brillar su luz delante de todos, para que ellos puedan ver las
buenas obras de ustedes y alaben a su Padre que está en los cielos.
—Mateo 5:16

Consejo inteligente: La luz es una onda no física constituida por paquetes de energía llamados quantum, conocidos también como fotones.

La luz es la energía, la energía de Dios, que está en nuestro ADN que ha estado presente desde el comienzo de la creación. Como Dios creó el espacio y el tiempo, Él está por encima del espacio y el tiempo, de modo que todo lo que necesitamos como seres humanos ha sido, es, y será provisto para nosotros. Mediante el poder del intelecto que Dios nos ha dado, tenemos acceso a lo que Dios ha provisto para nosotros mediante las decisiones que tomamos cuando usamos nuestro Yo Perfecto.

Tanto en la ciencia como en la vida, Dios nos inspira y nosotros investigamos laboriosamente y exploramos la mezcla correcta de los ingredientes que nos permiten reflejar de modo único sus ideas gloriosas. Por ejemplo, Dios (mediante el Espíritu Santo) liberará una inspiración divina —un impulso divino— en alguien para comenzar un proceso de exploración. Eso conduce al descubrimiento de cómo funcionan las cosas y la naturaleza del hombre, que es creación de Dios.

La creación de Dios es una "estructura global de información" literal que representa tendencias para que ocurran acontecimientos reales formados para el amor, y en los cuales la opción de qué potencialidad será actualizada en diversos lugares está en las manos de agentes humanos. Esto se denomina un "estado cuántico del universo". Nosotros somos la luz del mundo; por lo tanto, ¡usemos esta luz sabiamente!

Día 321

Sean siempre humildes y amables. Sean pacientes unos con otros y tolérense las faltas por amor. Hagan todo lo posible por mantenerse unidos en el Espíritu y enlazados mediante la paz.
—Efesios 4:2-3 (NTV)

Consejo inteligente: Si queremos cambiar nuestras relaciones, necesitamos cambiar nuestros pensamientos.

Con frecuencia en una relación, cuando dos personas han reaccionado de ciertas maneras y han construido pensamientos tóxicos, toda la comunicación nueva se ve mediante el filtro de las interacciones dolorosas previas, y toda conversación futura está moldeada por la experiencia del encuentro previo. Por eso necesitamos lidiar con esos patrones tóxicos en nuestras relaciones y así poder ser verdaderamente una comunidad que fomenta relaciones saludables y transformadoras, ya sea que hablemos acerca de un cónyuge, un amigo, o meramente de un colega en la escuela o el trabajo.

Si no cambiamos nuestros pensamientos, no podemos cambiar nuestras relaciones; sin embargo, cuando trabajamos juntos como Dios quiso, obtenemos el beneficio de todo el rango de su sabiduría y perspectiva, lo cual nos permite disfrutar de la fiesta, y de la vida en general, al máximo.

Día 322

Les digo lo siguiente: el día del juicio, tendrán que dar cuenta
de toda palabra inútil que hayan dicho.
—Mateo 12:36 (NTV)

Consejo inteligente: Nuestras palabras tienen poder para dañar a personas, mentalmente y físicamente.

"Palos y piedras pueden romper mis huesos, pero las palabras nunca podrán hacerme daño". Tú y yo sabemos que esa frase no es verdad. En muchos casos, el impacto doloroso de una palabra llega profundamente y perdura por más tiempo que el golpe de un palo o una piedra. Estoy segura de que has experimentado dolor emocional, y puede ser tan real como el dolor físico. Sin embargo, aunque la mayoría de las personas comprenden la realidad del dolor emocional, la mayoría de las personas no comprenden cuán fuertemente conectados están realmente el dolor físico y el emocional.

La experiencia física y emocional del dolor es procesada por todo el cerebro. Específicamente, la ínsula, la circunvolución central anterior, y la corteza somatosensorial en las áreas del lóbulo frontal se encienden con el dolor físico y emocional. En el cerebro, ¡las palabras y las piedras tienen el mismo impacto! Por lo tanto, vigila no solo cómo actúas hacia otras personas, ¡sino también lo que dices! Tus palabras tienen un efecto real y físico en sus cerebros.

Día 323

¿Te has fijado en los que hablan sin pensar? ¡Más se puede
esperar de un necio que de gente así!
—Proverbios 29:20

Consejo inteligente: Vigila tus palabras, porque reflejan cómo ves la creación preciosa de Dios.

Aunque no podemos estar seguros de las palabras que declararán sobre nosotros en el futuro, podemos decidir si aceptarlas o no como parte de quiénes somos. También podemos decidir perdonar y andar en amor en lugar de temor, que es la raíz de la falta de perdón y la amargura.

Al entender el impacto que causa en nuestra vida lo que dicen otras personas, podemos vigilar las palabras que nosotros declaramos sobre otros. Nuestras palabras pueden sanar y remodelar el dolor o pueden dañar y causar dolor. Pueden dar vida o muerte; la decisión es nuestra.

Las palabras son el resultado simbólico de los procesos excepcionales que se producen en los niveles microanatómicos, epigenéticos, y genéticos en el cerebro. Contienen poder para levantarnos o quebrarnos a nosotros, a nuestros seres queridos, nuestros colegas y amigos. Las palabras nunca son solamente palabras, sino un reflejo de lo que piensas acerca de las personas a las que hablas, incluyendo lo que piensas acerca de ti mismo.

Día 324

Dios bendice a los que soportan con paciencia las pruebas y las
tentaciones, porque después de superarlas, recibirán la corona
de vida que Dios ha prometido a quienes lo aman.
—Santiago 1:12 (NTV)

> **Consejo inteligente:** La práctica realmente hace al maestro.

En términos sencillos, la práctica hace al maestro; y tu cerebro llega a estar más sano en el proceso, lo cual a su vez se integra en tu mente con un efecto positivo. Cuanto más duro y más regularmente practiques llevar cautivos tus pensamientos y utilices tus pensamientos para tu beneficio, más feliz y más inteligente serás.

Si fallas, levántate; lo creas o no, ¡la ciencia muestra que podemos hacerlo! Si te encuentras enfrentando un reto, persevera. Tienes la sabiduría, la fortaleza y el poder del Espíritu Santo en tu interior. Puedes vivir conforme a su gloria. Eres capaz de cambiar tu mundo con tus pensamientos. La cuestión no es dónde está este poder, sino más bien cómo lo utilizarás.

Día 325

Pues Dios trabaja en ustedes y les da el deseo y el poder para que hagan lo que a él le agrada. Hagan todo sin quejarse y sin discutir,
—Filipenses 2:13-14 (NTV)

Consejo inteligente: Las actitudes influyen en las decisiones.

¿Te has preguntado alguna vez por qué dijiste eso terrible, o hiciste algo que sabes que no deberías haber hecho? ¿Alguna vez te gustaría regresar atrás en el tiempo y cambiar tu reacción? ¿Alguna vez piensas: *Qué es lo que se apoderó de mí?*

Los estados de ánimo tóxicos influyen en nuestra capacidad de pensar con claridad y tomar buenas decisiones. Las buenas decisiones no se producen porque sí; te preparas para ellas comprobando con atención tu actitud, que es un reflejo de tu carácter o tu cosmovisión. Las actitudes saludables conducen a decisiones buenas y saludables. Y, del mismo modo, las decisiones tóxicas destructivas pueden rastrearse hasta las malas actitudes.

Vigila tu actitud, porque tiene el poder de influir en tu vida.

Día 326

Practiquen el dominio propio y manténganse alerta. Su enemigo el diablo ronda como león rugiente, buscando a quién devorar.

—1 Pedro 5:8

Consejo inteligente: Cuanto más te enfoques en algo negativo, más poder darás a lo negativo.

La atención es como regar una planta. Cuanto más riegas una planta, más crece. Del mismo modo, cuanta más atención prestes a un pensamiento, más crece en tu cabeza. Si esos pensamientos son positivos, entonces el agua da vida. Sin embargo, si esos pensamientos son negativos, entonces el agua es venenosa.

Recuerda que tu cerebro es plástico: puede cambiar y puede crecer. Al igual que los pensamientos positivos, los pensamientos tóxicos también crecen en tu cerebro, pero no de maneras beneficiosas. Los pensamientos tóxicos alteran los bucles de retroalimentación químicos en tu cerebro poniendo tu cuerpo en un estado dañino. El crecimiento en tu cerebro no será inteligente o transformador para bien. En cambio, esos pensamientos agotan todo tu cuerpo, mente y espíritu. Tu cerebro se volverá pesado, con recuerdos espesos que liberarán su carga tóxica e interferirán en el funcionamiento óptimo. Perderás tu sensación de paz y tu capacidad para pensar, hablar, y actuar sabiamente.

Día 327

Aun cuando yo pase por el valle más oscuro, no temeré, porque tú estás a mi lado. Tu vara y tu cayado me protegen y me confortan.
—Salmos 23:4 (NTV)

> **Consejo inteligente:** En solo unos días comenzarás a ver el beneficio de un estilo de vida renovado.

Cuando fijas tu mente en tomar control conscientemente de tus pensamientos, descubrirás que no es necesario que pase demasiado tiempo para ver los beneficios que se producen. La investigación muestra que un entorno de muchos pensamientos positivos y saludables puede conducir a importantes cambios estructurales en la corteza cerebral en solo cuatro días. Las experiencias de aprendizaje frecuentes y desafiantes (positivas) ¡pueden construir inteligencia en una cantidad de tiempo relativamente breve!

Renovar tu mente produce salud, gozo y satisfacción en tu vida, de modo que atraviesa los tiempos difíciles y recuérdate a ti mismo que el valle que estás atravesando es la oscuridad antes del amanecer. Dios cuida tus espaldas; no tienes que enfrentar tus problemas tú solo o mal equipado. Tienes la mente de Cristo, ¡úsala!

Día 328

*Las armas con que luchamos no son del mundo, sino que
tienen el poder divino para derribar fortalezas. Destruimos
argumentos y toda altivez que se levanta contra el conocimiento
de Dios*
—2 Corintios 10:4-5

Consejo inteligente: Tú controlas los pensamientos que controlan tus palabras.

Los cinco sentidos son la conexión entre el mundo exterior y el mundo interior de tu mente. Son el puente entre el cuerpo y tu vida interior: tu consciencia. La información llega a tu mente constantemente desde tus sentidos, dando forma a tus pensamientos. A su vez, las palabras que declaras llegan otra vez a la mente, reforzando el recuerdo del que provenían. Este ciclo de pensamiento puede controlarse; tú puedes decidir lo que quieres tener en tu cabeza, y puedes decidir la clase de palabras que salen de tu boca.

Cuando hacemos declaraciones negativas, liberamos sustancias químicas negativas. Eso conduce a recuerdos negativos que se fortalecen y se convierten en fortalezas negativas que controlan nuestras actitudes y nuestras vidas.

¿Qué clase de fortalezas has enfrentado o estás enfrentando? ¿Cómo echaron raíces en tu mente? ¿Qué influencia tienen en tu vida?

Día 329

Hagan todo con amor.
—1 Corintios 16:14

Consejo inteligente: Amar influye positivamente en nuestra salud física.

Si hay un consejo que puedo dar a alguien, es que sintonice con el poder del amor. Los estudios muestran cambios claros en los patrones de actividad del sistema nervioso autónomo, el sistema inmune, el sistema hormonal, el cerebro y el corazón cuando experimentamos emociones como apreciación, amor, cuidado, y compasión. El amor es la fuerza más poderosa en el universo, porque Dios es amor.

Cuando experimentas amor verdadero y auténtico, tu corazón acelera su comunicación con tu mente y tu cuerpo mediante tu flujo sanguíneo. La vida está en la sangre (está en el sistema de transporte del cuerpo), y el corazón está a cargo de asegurarse que el transporte funcione. La salud esencialmente viaja desde el cerebro hasta el corazón en señales eléctricas, ¡y después al resto del cuerpo! El amor, en una breve cantidad de tiempo, puede saturar el cuerpo de señales y sustancias químicas saludables.

Día 330

Miren que no menosprecien a uno de estos pequeños. Porque
les digo que en el cielo los ángeles de ellos contemplan siempre el
rostro de mi Padre celestial.
—Mateo 18:10

Consejo inteligente: La niñez es un periodo particularmente crucial para el cerebro porque la escultura neuronal está en su apogeo en este periodo.

Muchas de nuestras habilidades, tendencias, talentos y reacciones están integradas en la niñez y fijan un escenario mental y físico para la edad adulta. De hecho, la investigación ha indicado que si los niños no reciben suficiente toque amoroso, afecto, y contacto visual durante los tres primeros años de vida, cuando su cerebro se está organizando para la independencia, su desarrollo emocional puede verse atrofiado.

Desde luego que no es posible eliminar el estrés en los niños. No podemos encerrar a nuestros hijos para protegerlos del mundo; sin embargo, el amor puede ayudar a reducir los efectos negativos del estrés, tanto en la niñez como en la edad adulta. El amor ha demostrado ser una de las herramientas más eficaces para desestresar, ¡tanto a niños como a adultos!

Día 331

En cambio, la sabiduría que desciende del cielo es ante todo pura y además pacífica, respetuosa, dócil, llena de compasión y de buenos frutos, imparcial y sincera.
—Santiago 3:17

Consejo inteligente: La sabiduría verdadera toma tiempo.

Cuando piensas profundamente para comprender, pasas más allá de solamente almacenar hechos y respuestas a almacenar conceptos y estrategias clave que pueden ayudarte a elaborar tus propias respuestas. Vas más allá de una capa superficial de conocimiento a una sensación profunda y dinámica de sabiduría.

Sabiduría significa esencialmente que los pensamientos que has decidido integrar en tu mente (mediante el enfoque intencional y profundo) se han consolidado y estabilizado lo suficiente para que puedas tener un acceso inmediato a ellos y puedas aplicarlos a cada área de tu vida. Cuando eso sucede, has alcanzado un nivel de destreza: *sabiduría*.

No solo "obtienes" sabiduría. Tienes que desarrollarla con el tiempo, decidiendo enfocarte en pensamientos positivos y transformadores: pensamientos de paz, docilidad, amor y misericordia. Tienes que *aprender* a pensar, hablar y actuar con sabiduría.

Día 332

Dichosos los de corazón limpio, porque ellos verán a Dios.
—Mateo 5:8

Consejo inteligente: Si escuchas a tu corazón, aprenderás a tomar decisiones que te produzcan paz.

Tu corazón no es solamente una bomba; ayuda con la toma de decisiones, actuando como una estación de comprobación para todas las emociones generadas por el flujo de sustancias químicas provenientes de pensamientos. Tu corazón está en comunicación constante con tu cerebro y el resto de tu cuerpo, comprobando la precisión y la integridad de tus pensamientos.

Cuando estás a punto de tomar una decisión, tu corazón interviene con unas palabras de consejo: una sensación de que algo está bien o está mal. Bien vale la pena escuchar ese consejo, porque cuando escuchas a tu corazón, segrega el factor natriurético atrial (ANF, por sus siglas en inglés). El ANF es una hormona producida por el corazón que regula la presión sanguínea y puede darte una sensación de paz al estar tomando la decisión correcta, lo cual a su vez fomentará el bienestar mental y físico.

Día 333

Así que tengan cuidado de su manera de vivir. No vivan como
necios, sino como sabios.
—Efesios 5:15

Consejo inteligente: Eres capaz de ensayar mentalmente tus acciones, y ese ensayo te ayuda a observar tus propios pensamientos y renovar tu mente.

Ensayar cosas mentalmente es un ejemplo estupendo y diario de cómo puedes pensar y reflexionar profundamente sobre tus acciones diarias. Cada vez que lo haces, cambias tus recuerdos y eres consciente de tus pensamientos, al igual que de cómo tus pensamientos pueden mejorar o cambiar. Eres como un cirujano que ensaya mentalmente cada paso de una cirugía complicada, o un deportista que ensaya mentalmente sus movimientos antes de una competencia. Cuando ensayas mentalmente tus pensamientos, el nuevo recuerdo construido se hace cada vez más fuerte y comienza a desarrollar más conexiones con células nerviosas vecinas, integrando ese pensamiento en otros patrones de pensamiento. Eres capaz de comprender tu patrón de pensamiento a la luz de tu mentalidad, y actuar en consecuencia o cambiarlo para mejorar tu desempeño mental y físico. Esto es sabiduría en acción.

Día 334

¡Bendice, alma mía, al Señor! Señor mi Dios, tú eres grandioso;
te has revestido de gloria y majestad. Te cubres de luz como con
un manto.
—Salmos 104:1-2

Consejo inteligente: Tu pensamiento tiene autoridad porque es personalizado.

Esencialmente, tu pensamiento personalizado es tu estado cuántico exclusivo diseñado por Dios para *ti*. Como una orquesta sinfónica, cada estructura en tu cerebro tiene un papel único que desempeñar para hacer que se oiga la música de tus pensamientos. Hay una combinación infinita de posibilidades que pueden producir un sonido que es único cada vez que se toca y se oye. De hecho, la experiencia de la sinfonía anterior influye en la sinfonía actual, proporcionando un nivel nuevo de complejidad y calidad. Igual que el calentamiento de una orquesta no tiene un tono identificable pero aun así es un proceso organizado, así también lo es el ciclo de calentamiento de nuestro pensamiento: finalmente produce un producto que es hermosamente completo, una sinfonía magnífica y un pensamiento magnífico.

Tu modo de pensar personalizado nunca se puede replicar o repetir, porque cada experiencia que has tenido no se puede repetir. Ciertamente, revivir viejos recuerdos o experiencias añade una capa nueva de experiencia, dejando la antigua como relatada otra vez o reconceptualizada. *Tu* experiencia ya ha cambiado *tu* pensamiento.

Esencialmente, cada pensamiento que tienes es una parte de música compleja que has escrito con tus decisiones, una parte que se toca en tu cerebro y en tu vida.

Día 335

Abandonen toda amargura, ira y enojo, gritos y calumnias y
toda forma de malicia.
—Efesios 4:31

Consejo inteligente: El pensamiento tóxico influye en tu capacidad de manejar las emociones.

La amígdala, que es una estructura en forma de almendra ubicada en el cerebro, está diseñada para mantenernos alerta emocionalmente. Interviene para protegerte de cualquier amenaza para tu cuerpo y tu mente, como el peligro o el estrés. Pone la pasión tras el impulso de la formación de memoria influyendo en otra estructura que es muy importante para la formación de memoria, el hipocampo, permitiéndote prestar una atención más enfocada a tu memoria existente. La amígdala está diseñada básicamente para lidiar con emociones positivas y basadas en el amor como gozo y felicidad, pero no funciona tan bien cuando estás en un estado mental negativo. Cuando piensas mal, no puedes lidiar con tus emociones sabiamente. Tienes más probabilidad de reaccionar excesivamente y pasar a un "modo lucha" si piensas mal, lo cual no solo te dañará a ti sino también a quienes te rodean.

Día 336

Por eso también ustedes deben estar preparados, porque el Hijo
del hombre vendrá cuando menos lo esperen.
—Mateo 24:44

Consejo inteligente: Necesitamos estar conscientes y atentos a lo que influye en nuestro pensamiento.

Si queremos vivir la buena vida, tenemos que desarrollar una vida pensante disciplinada, y parte de eso es aumentar nuestra consciencia de lo que permitimos que entre en nuestra mente. ¿Somos influidos fácilmente por el mundo exterior? ¿O somos cautivos de acontecimiento negativos que repetimos interiormente y constantemente?

Ser consciente de todas las señales que están entrando en tu mente desde el entorno exterior mediante los cinco sentidos y entender el entorno interior de tu mente, son dos elementos increíblemente importantes si quieres renovar tu mente y cambiar el modo en que vives tu vida. Cuando te enfocas en desarrollar esta consciencia, comienzas el proceso de llevar cautivos los pensamientos y construir pensamientos nuevos y saludables.

Debemos ser conscientes constantemente del mundo que nos rodea y el mundo mental en nuestro interior. Debemos esforzarnos constantemente por seguir el ejemplo de Jesús y vivir una vida de amor y servicio.

Día 337

El apetito del diligente será satisfecho en abundancia.
—Proverbios 13:4 (NRSV), traducción libre

Consejo Inteligente: Somos más que capaces de superar retos si perseveramos y cambiamos nuestro modo de pensar.

El mejor modo para cambiar, aprender y construir memoria significativamente es mediante la práctica deliberada y disciplinada, y no mediante la repetición mecánica. Esto incluye fijar metas deliberadas y conscientes, obtener retroalimentación inmediata, y concentrarnos tanto en el proceso como en el resultado. Esto funcionará mejor cuando fijes el reto justamente por encima del límite de tu zona de confort. Estamos diseñados como seres profundamente inteligentes, y nuestra mente y cerebro están creados para responder a los retos y superarlos.

Tú eres creado desde la perfección de Dios, pero te corresponde a ti crear tu destreza y experiencia en la vida. Dios te da el plano, pero tú necesitas decidir que suceda. Recuerda: estás jugando para ganar; no te des por vencido.

Día 338

Pero si deseamos algo que todavía no tenemos, debemos esperar
con paciencia y confianza.
—Romanos 8:25 (NTV)

> **Consejo inteligente:** Algunos patrones de pensamiento necesitan más tiempo para cambiar que otros.

Después de sesenta y tres días puedes integrar un pensamiento nuevo y saludable a tu estilo de vida, a tu repertorio de reacciones ante la vida. Puede tomar tres o cuatro ciclos de veintiún días automatizar ese patrón de pensamiento nuevo y saludable y asegurar que el pensamiento tóxico no regrese. Este proceso depende también del individuo, el patrón de pensamiento que estés desintoxicando, y el patrón saludable de repuesto que estés construyendo. Para algunos pensamientos podría necesitarse solamente un ciclo de veintiún días, y parar otros patrones de pensamiento más tóxicos podría ser necesario más tiempo.

Sé paciente contigo mismo. No esperes cambiar tu mente de la noche a la mañana, pues es imposible. La persistencia es la clave para renovar la mente con éxito, ¡de modo que sigue adelante!

Día 339

Y todo lo que te venga a la mano, hazlo con todo empeño.
—Eclesiastés 9:10

Consejo inteligente: Renovar la mente es un estilo de vida, no un reto único.

Cuando has comenzado a renovar tu mente, ¡no te detengas! Al final de un ciclo de veintiún días de renovar la mente, el pensamiento tóxico ya no está y el nuevo pensamiento saludable es como una nueva planta diminuta que necesitará alimento para crecer, y nuestro pensamiento es ese "alimento". Eso significa que si no practicas el uso del nuevo pensamiento durante otros dos ciclos de veintiún días, no será automatizado adecuadamente, y es muy posible que tu mente vuelva a cultivar otra vez ese pensamiento tóxico, y a pensar, hablar y actuar en consonancia con esa mentalidad negativa.[1]

Recuerda: no hay una cura instantánea para los hábitos de pensamiento negativos.

Día 340

De su plenitud todos recibimos gracia sobre gracia.
—Juan 1:16

Consejo inteligente: Pensar profundamente cambia el cerebro.

Cuando piensas profundamente y estás aprendiendo, cambian muchas cosas en el cerebro. Por ejemplo, el factor neurotrófico derivado del cerebro (BDNF, por sus siglas en inglés) es liberado para consolidar las conexiones entre neuronas para mejorar el recuerdo en el futuro. Este BDNF también fomenta el aumento de la sustancia grasa llamada mielina, la cual protege los nervios. Esto es bueno, porque una mayor mielinización significa pensamiento más rápido y mejor memoria. Cuando comenzamos a prestar atención y nos enfocamos en nuestros pensamientos, se libera el BDNF; y esto a su vez aumenta la atención activando el núcleo basal. Cuando el núcleo basal es encendido, el cerebro se vuelve extremadamente plástico y preparado para cambiar, construir y remodelar; por lo tanto, para renovar.

El BDNF es otro ejemplo de la gracia de Dios en nuestras vidas. Sin importar dónde hayamos estado ni lo que hayamos pensado, podemos cambiar. No estamos atados a nuestro pasado...

Día 341

Nunca dejen de orar.
—1 Tesalonicenses 5:17 (NTV)

Consejo inteligente: Nunca deberíamos dejar de intentar cambiar.

Al pasar a una reflexión profunda y enfocada, tu cerebro tendrá momentos de perspectiva acompañados por ráfagas de ondas gamma de alta frecuencia, que crean una mentalidad ideal para el cambio y el aprendizaje en el cerebro. Las neuronas tienen su propia actividad rítmica, casi como una conversación interna, y los cambios en esas fluctuaciones subrayan el modo en que percibimos las cosas. Es decisión nuestra prestar atención que influya en esa conversación interna en una dirección positiva o negativa. Querrás que se produzca esta actividad todo lo posible, porque mejorará la calidad de tus pensamientos. Necesitamos ser casi obsesivos en nuestro deseo de cambiar nuestros pensamientos y renovar la mente, ¡para así poder reflejar el amor de Dios al mundo!

Día 342

Así mismo, en nuestra debilidad el Espíritu acude a ayudarnos.
—Romanos 8:26

Consejo inteligente: No tenemos que ir por la vida con pensamientos innecesarios que nos pesan.

A menudo vamos por la vida con un equipaje innecesario: literalmente y figuradamente. Los pensamientos tóxicos que hay en nuestra mente se convierten en equipaje físico tóxico en nuestro cerebro, y como nuestro cerebro está formado para el amor y un funcionamiento sano, este equipaje causa daño cerebral.

Es importante tomar el tiempo para pedir al Espíritu Santo que nos muestre qué pensamientos cambiar y en qué enfocarnos en nuestra vida. Cada vez que sintamos el impulso del Espíritu, deberíamos llevar cautivo ese pensamiento antes de que cause caos en nuestro cerebro y nuestro cuerpo, influyendo en nuestro desarrollo mental y espiritual.

Día 343

Somos transformados a su semejanza con más y más gloria por la acción del Señor, que es el Espíritu.
—2 Corintios 3:18

Consejo inteligente: Mejoramos nuestra función cerebral mientras más profundamente pensemos y más desintoxiquemos nuestro cerebro.

La comprensión es un proceso complejo que no puede ser computado o mecanizado; es único para cada uno de nosotros. Tras una cantidad de preparación adecuada, como lectura, pensar, conversar o escuchar, tus percepciones únicas se expresan por medio de tus pensamientos, palabras y acciones, que no son medibles ni están restringidos a una zona específica del cerebro que sea común a todos los seres humanos. Cuanto más haces esto, más está tu mente en acción y más aumentas tu salud cerebral y tu sabiduría; estás siendo "transformado a su semejanza [de Jesús] con más y más gloria".

Día 344

En el principio la Palabra ya existía. La Palabra estaba con Dios, y la Palabra era Dios.

—Juan 1:1 (NTV)

> **Consejo inteligente:** Con nuestros pensamientos, sentimientos y decisiones influimos en el lenguaje regulatorio de nuestro ADN y se produce un cambio estructural en el cerebro.

Como ya hemos mencionado muchas veces, necesitamos recordar lo que significa ser creados a imagen de un Dios poderoso que hizo existir el mundo con sus pensamientos y palabras (ver Génesis 1:3, 6, 9; 1 Juan 1:1), y que nosotros, a su vez, tenemos este poder de las palabras y el lenguaje (ver Eclesiastés 7:29; 2 Timoteo 1:7). En Juan 1:1, "Palabra" en griego es *logos*, o inteligibilidad, razón o inteligencia, de modo que cuando operamos en nuestra naturaleza portadora de su imagen (nuestro Yo Perfecto), activamos este poder de la "Palabra" con nuestros pensamientos, sentimientos y decisiones, e influimos en el lenguaje regulatorio de nuestro ADN. A su vez, los pensamientos saludables, que yo denomino pensamientos del Yo Perfecto, activan nuestro ADN y se produce un cambio estructural en el cerebro: esto es inteligencia y sabiduría.

Lógicamente, también es cierto lo contrario. Salir del modo de pensamiento de nuestro Yo Perfecto activa el lenguaje regulatorio de nuestro ADN, pero debido a que la señal de las palabras es tóxica, y va en contra de nuestra naturaleza portadora de la imagen, influye en cómo se despliegan realmente las proteínas. Nace un pensamiento tóxico, que es lo opuesto a la sabiduría. Esto tiene un efecto perturbador y dañino en el cerebro.

Día 345

En este mundo afrontarán aflicciones, pero ¡anímense! Yo he vencido al mundo.

—Juan 16:33

Consejo inteligente: Si pones tu mente en ello, puedes alcanzar lo que Dios dice que puedes alcanzar.

Lo que vi en muchas de las personas con las que trabajé a lo largo de los años, fue una mentalidad que *decidió* cambiar y sobresalir. Muchos de mis pacientes *decidieron* no permitir que sus experiencias difíciles en la vida evitaran que tuvieran éxito. Ellos *decidieron* cambiar. Ellos *decidieron* no sucumbir a la presión ni quedarse atascados en una posición neutral y conformarse con el *statu quo*.

Para desintoxicar tus pensamientos necesitas recordar que son tus pensamientos los que realmente cambiarán tu cerebro. Necesitas integrar redes de pensamiento positivas que puedan llenarte de la capacidad de recuperar el rumbo. Tienes que *decidir* tener una vida pensante controlada, que es el fundamento de la felicidad y la salud.

Día 346

Por tanto, sean perfectos como su Padre celestial es perfecto.
—Mateo 5:48

Consejo inteligente: Cuanto más pensemos bien, más reflejamos la imagen de Dios de amor al mundo.

La parte más difícil acerca de alcanzar felicidad, pensamientos y salud óptimos es recordar que nosotros *podemos* escogerlos. Alcanzarlos no se logra mostrando una expresión facial de valentía o felicidad, ni tampoco se obtienen adoptando una mentalidad de avestruz y fingiendo que no existen los problemas, o que todo siempre será estupendo. El modo de encontrar este estado es aprovechando la neuroplasticidad que Dios ha diseñado en nuestro cerebro y decidir remodelar, o renovar, nuestra mente. Esto es un estilo de vida que nos acercará todavía más al alineamiento con nuestro diseño original de bondad, de ser hechos a imagen de Dios.

Día 347

El que recibió la semilla que cayó entre espinos es el que oye la palabra, pero las preocupaciones de esta vida y el engaño de las riquezas la ahogan. Por eso, la semilla no llega a dar fruto.
—Mateo 13:22

Consejo inteligente: No permitas que el mundo te diga quién deberías ser o cómo deberías pensar.

Si no puedes ser feliz ahora, no serás feliz mañana. La satisfacción es el precursor de la felicidad, y la satisfacción con tu vida viene del interior. ¿Cuál es el estado de tu mente?

Podemos decidir activamente la felicidad en lugar de permitir que nuestro mundo externo e interno de pensamientos integrados y aprendidos, o nuestra biología, defina por nosotros lo que es la felicidad. Recuerda que necesitamos integrar redes de pensamiento positivas que puedan llenarnos de la capacidad de recuperar el rumbo. Quienes somos en lo más profundo es donde reside la felicidad verdadera y duradera, pero a menudo es bloqueado por quienes hemos llegado a ser, metidos a la fuerza y estirados según lo que el mundo nos dice que deberíamos ser.

¿Qué está obstaculizando tu camino hacia la felicidad y el éxito?

Día 348

Las personas cuyas vidas están determinadas por la carne
humana enfocan su mente en las cosas de la carne, pero las
personas cuyas vidas están determinadas por el espíritu enfocan
su mente en las cosas del espíritu. Enfoquen la mente en la
carne, y morirán; pero enfóquenla en el espíritu, y tendrán vida
y paz.
—Romanos 8:5-6 (NRSV), traducción libre

Consejo inteligente: Podemos librarnos de los pensamientos tóxicos; ¡somos neuroplásticos!

Hay evidencias a nuestro alrededor acerca del poder de la mente, en historias de nuestra propia vida y en narrativas de quienes "vencen las probabilidades" que nos encanta escuchar. De hecho, como seres humanos tenemos una fascinación interminable por cómo podemos usar nuestra mente para cambiar nuestra realidad. Dios nos ha diseñado para ser vencedores sobre la carne y conquistarla, pero hay un truco: conquistar la carne solo tiene sostenibilidad en el amor de Jesús.

La propiedad de nuestro cerebro que le permite cambiar se llama neuroplasticidad. Somos realmente neuroplásticos, realizando cirugía cerebral a escala nano, e incluso cuántica.

¡Nuestra mente es verdaderamente increíble!

Día 349

Pido que el Dios de nuestro Señor Jesucristo, el Padre glorioso,
les dé el Espíritu de sabiduría y de revelación, para que lo
conozcan mejor. Pido también que les sean iluminados los ojos
del corazón para que sepan a qué esperanza él los ha llamado,
cuál es la riqueza de su gloriosa herencia entre pueblo santo.
—Efesios 1:17-18

Consejo inteligente: Tus pensamientos forman la base de tu cosmovisión.

Piensa en tu mente como un filtro. La mente no consciente y metacognitiva está llena de los pensamientos que has estado construyendo desde que naciste, y forman la base perceptual desde la cual ves la vida; filtran y dan forma a todos tus pensamientos, palabras y acciones futuras. Son el fundamento de tu cosmovisión. Cualquier cosa en la que más te hayas enfocado y hayas integrado más profundamente en tu mente influye en el modo en que vives tu vida.

¿Qué has plantado en tu mente no consciente? ¿Cuáles son los pensamientos que te mantienen despierto en la noche? ¿Qué motiva tu modo de pensar, hablar y actuar? ¿Cuán saludables son tus pensamientos? ¿Cómo se ve tu filtro?

Día 350

Ama al Señor tu Dios con todo tu corazón, con toda tu alma,
con toda tu mente y con todas tus fuerzas.
—Marcos 12:30

> **Consejo inteligente:** Tu vida interior es moldeada por aquello en lo que decides pensar.

La automatización se aplica a todo en tu vida, porque todo lo que haces y dices es primero un pensamiento. Esto significa que nada sucede hasta que antes construyes el pensamiento, lo cual es como las raíces de un árbol por debajo de la tierra. El pensamiento produce palabras, acciones, conducta, y demás, que pueden compararse con las ramas, hojas, flores y fruto que vemos sobre la tierra. Las raíces bajo tierra son como la mente no consciente metacognitiva que alimenta y sustenta el árbol, manteniéndolo vivo veinticuatro horas al día. La mente no consciente metacognitiva forma el núcleo de tu vida interior, o tu "alma".

Día 351

*Quien teme al Señor aborrece lo malo; yo aborrezco el orgullo y
la arrogancia, la mala conducta y el lenguaje perverso.*
—Proverbios 8:13

Consejo inteligente: Si actuamos en contra de nuestro diseño para el amor,
causamos caos en nuestro cerebro y nuestro cuerpo.

Cuando distorsionamos el amor y la verdad, integramos esa perversión en nuestro cerebro y, en cierto sentido, creamos daño cerebral. Esto no es una exageración, porque nuestro cerebro está formado para el amor y no para el temor; por lo tanto, todos los circuitos (neuroquímico, neurofisiológico, neurobiológico, electromagnético y cuántico) están preparados para el pensamiento saludable, no tóxico. Si nos permitimos a nosotros mismos pensar, hablar y actuar con temor tóxico, eso crea caos y estragos en nuestro cerebro. Cuando operamos fuera de nuestro Yo Perfecto (nuestro modo de pensar personalizado y basado en el amor) entramos en la "zona de temor" y experimentamos estrés tóxico. De ese temor surgen odio, enojo, amargura, ira, irritación, falta de perdón, falta de bondad, preocupación, autocompasión, envidia, celos, obsesión, cinismo, y todo tipo de "lenguaje perverso". La investigación que muestra que las mentalidades de amor son la norma y las mentalidades de temor se aprenden, son revolucionarias para los científicos, pero no son nuevas si leemos la Escritura.

Día 352

Me buscarán y me encontrarán cuando me busquen de todo corazón.
—Jeremías 29:13

Consejo inteligente: La plasticidad positiva produce conducta positiva, y la plasticidad negativa produce conducta negativa.

La investigación actual de la física neurocientífica y cuántica indica que nuestros pensamientos cambian nuestro cerebro diariamente, momento a momento. Estos cambios están dirigidos por aquello en lo que decidimos enfocar nuestra atención. La atención y el esfuerzo repetidos harán que tenga lugar el aprendizaje. Este proceso se denomina "efecto cuántico de Zenón" (ECZ) en la física cuántica. Esto va de la mano de lo que la literatura de la neurociencia ha acuñado como "neuroplasticidad autodirigida". Es una descripción general del principio de que el pensamiento profundo cambia continuamente la estructura y la función cerebral. Esta capacidad plástica del cerebro para cambiar en una dirección positiva o negativa, dependiendo de nuestro estado mental, se denomina la paradoja plástica. El ECZ positivo produce conducta positiva, y el ECZ negativo produce conducta negativa.

Nos corresponde a nosotros decidir en qué dirección queremos que vaya nuestra mente. Jesús no nos obliga a seguir su camino del amor; tenemos que decidir "encontrarlo" a Él. Tenemos que decidir seguirlo al decidir enfocarnos en cosas que edifican en lugar de derribar. Ese es nuestro diseño: ser formado para el amor.

Día 353

—¡Vete, Satanás! —dijo Jesús—. Porque escrito está: "Adora al
Señor tu Dios y sírvele solamente a él".
—Mateo 4:10

Consejo inteligente: Puedes decidir creer las mentiras de Satanás o las promesas de Dios. Tus decisiones convierten estas probabilidades en realidades.

Mediante los sentidos es como recibimos las mentiras de Satanás, pero (y esto es importante) no tenemos que creer esas mentiras. Si las creemos, las procesamos en realidades físicas (mediante el consciente cognitivo hasta el no consciente metacognitivo) que forma la sustancia de las redes nerviosas según las que actuamos. Esto significa que, si escuchamos y creemos las mentiras del enemigo, en realidad decidimos procesarlas en realidades físicas en nuestro cerebro. Al hacerlo, creamos el mal y actuamos en consecuencia. No tenemos que creer las mentiras de Satanás. Colapsamos nuestras probabilidades en realidades.

Como seres humanos con libre albedrío, creamos caos cuando colapsamos probabilidades negativas y tóxicas en realidades mediante nuestras decisiones. Dios nos ha dado el poder de crear bien o mal con nuestras decisiones. Cuando seamos conscientes de estas consecuencias tan reales, seremos más cautos cuando se trata de utilizar nuestra poderosa mente.

Día 354

Cuando siento miedo, pongo en ti mi confianza. Confío en Dios
y alabo su palabra; confío en Dios y no siento miedo. ¿Qué
puede hacerme un simple mortal?
—Salmos 56:3-4

Consejo inteligente: No tenemos que vivir nuestra vida con miedo y derrotados.

Aunque sintamos el tirón de la información sensorial que entra en nuestra mente, no tenemos que ser controlados por los acontecimientos y las circunstancias del mundo. Necesitamos seguir recordándonos a nosotros mismos que no podemos controlar los acontecimientos y las circunstancias de la vida, pero podemos controlar cómo reaccionamos a ellos.

No tenemos solamente que reaccionar a lo que nos sucede o aceptar lo que llega a nuestro camino sin luchar con nuestra mente y nuestras decisiones. Podemos tomar el tiempo para ralentizar y pensar en cómo deberíamos reaccionar: en cómo podemos superar cualquier cosa que la vida lance a nuestro camino. Después de todo, darnos por vencidos es una decisión. Si construimos patrones de pensamiento saludables, alentadores y determinados en nuestra mente, podemos cambiar el modo en que respondemos a las circunstancias de la vida, cambiando así el modo en que vivimos nuestra vida. No tenemos que vivir como si ya hubiéramos sido derrotados.

Día 355

Otra parte cayó en terreno pedregoso, sin mucha tierra. Esas
semillas brotaron pronto porque la tierra no era profunda; pero
cuando salió el sol, las plantas se marchitaron y por no tener
raíz se secaron.
—Mateo 13:5-6

Consejo inteligente: Si dejas de trabajar en algo diariamente, el recuerdo se irá desnaturalizando y morirá.

No puedes aplicar un pensamiento una sola vez y pensar que se ha producido un cambio. Es necesario un trabajo repetido para construir patrones de pensamiento saludables. Cada día le sucede algo al pensamiento que está en tu mente no consciente. Si te das por vencido al cuarto o quinto día, lo cual hacen las personas con frecuencia, entonces la consecuencia será que el recuerdo se desnaturaliza, lo cual significa que muere y se convierte en energía térmica. En palabras sencillas, lo olvidas; todo el esfuerzo que empleaste en cambiar tus pensamientos se convierte literalmente en "aire caliente". Darte por vencido te sitúa dos pasos por detrás en la vida.

Día 356

Así que recomiendo, ante todo, que se hagan plegarias,
oraciones, súplicas y acciones de gracias por todos, por los
reyes y por todas las autoridades, para que tengamos paz y
tranquilidad, y llevemos una vida devota y digna.
—1 Timoteo 2:1-2

Consejo inteligente: La oración refleja la naturaleza entrelazada del universo.

La ley del entrelazamiento en la física cuántica afirma que la relación es la característica que define todo en el espacio y el tiempo. Debido a la naturaleza ubicua del entrelazamiento de las partículas atómicas, la relación es independiente de la distancia y no requiere vínculo físico. Todo y todos están unidos, y todos nos influenciamos mutuamente.

La teoría cuántica llama entrelazamiento a la conducta extraña para las partículas, como cuando dos partículas entrelazadas se comportan como una sola, incluso cuando están separadas. Los físicos denominan tal conducta no local, que significa que es físicamente imposible saber la posición y el ímpetu de una partícula al mismo tiempo. Otro modo de decirlo es que no hay dimensión espacio-tiempo.

Sabemos que Dios opera fuera de la dimensión espacio-tiempo, y sabemos que la oración también lo hace. Hay muchas historias de personas que oran unas por otras en diferentes partes del planeta y experimentan el efecto de esa oración. De hecho, hay muchos estudios documentados sobre el impacto de la oración en el mundo de la neurociencia, además de los millones de testimonios de personas en todo el mundo. El poder de la oración destaca el poder del entrelazamiento: lo que pensamos y lo que esperamos puede influenciar no solo en nosotros, sino también en el mundo entero.

Día 357

Alégrense con los que están alegres; lloren con los que lloran.
Vivan en armonía los unos con los otros.
—Romanos 12:15-16

Consejo inteligente: El cerebro refleja la naturaleza entrelazada del universo.

Estamos entrelazados mutuamente en nuestras vidas, y este entrelazamiento se refleja en la estructura del cerebro. Tenemos neuronas espejo que se encienden cuando vemos a alguien reír, llorar, o beber una taza de café. ¡Esto significa que encendemos literalmente actividad en el cerebro sin usar realmente nuestros cinco sentidos mediante el ciclo normal sensorial-cognitivo!

La empatía es la maravillosa capacidad que Dios nos ha dado de identificarnos y entender las experiencias interiores de otra persona. Hace que la comunicación sea más genuina y valiosa. Cuando empatizamos, muchas regiones diferentes del cerebro colaboran además de los pequeños y diminutos milagros: las neuronas espejo. Hemos sido formados para experimentar potente compasión y amor los unos por los otros.

Día 358

No paguen a nadie mal por mal. Procuren hacer lo bueno
delante de todos. Si es posible, y en cuanto dependa de ustedes,
vivan en paz con todos.
—Romanos 12:17-18

Consejo inteligente: Lo que pensamos, decimos y hacemos tiene el poder de influenciar las vidas de personas en todo lugar.

Todos somos parte de Dios, de modo que la ley del entrelazamiento no es sorprendente. Tus intenciones, tus oraciones, tus palabras hacia otros tienen todas ellas influencia debido a esta ley. De hecho, estamos tan entrelazados, que nuestras intenciones alteran no solo nuestro propio ADN sino también el ADN de otros. Por lo tanto, vigila lo que dices, piensas y sientes, porque nunca conoces el pleno impacto que tienes sobre otros.

Día 359

Entonces nuestra boca se llenó de risas; nuestra lengua, de canciones jubilosas. Hasta los otros pueblos decían: "El Señor ha hecho grandes cosas por ellos". Sí, el Señor ha hecho grandes cosas por nosotros y eso nos llena de alegría.

—Salmos 126:2-3

> **Consejo inteligente:** No te tomes la vida demasiado en serio; ¡no es bueno para tu salud!

Algunas veces quedamos tan atrapados en el ciclo de pensamientos, emociones, palabras y decisiones tóxicas, que olvidamos quiénes somos (nuestro verdadero yo) y parecemos actuar como autómatas, haciendo lo que se supone que debemos hacer y apenas sobreviviendo. ¡Podemos llegar a ser demasiado serios en cuanto a la vida!

La diversión desintoxicará tu mente, mejorando tu salud y haciendo que seas astuto para actuar, porque tu modo único de pensar se desarrolla neurológicamente cuando te diviertes. La diversión es uno de los antídotos más potentes para el estrés tóxico que podrás encontrar jamás. ¡Y es gratuito! Es un recurso extraordinario que Dios ha integrado en tu cerebro para dar perspectiva a tu vida, ayudarte a superar problemas, y que tus relaciones sean significativas y te hagan sentir bien.

A mí me encanta divertirme con mis hijos. Ellos hacen las cosas más locas y dicen las cosas más divertidas que me hacen reír. Me encanta salir de paseo con ellos y los perros, y escuchar sus historias. Me gusta sentarme con ellos e inventar cantos y voces, y cualquier cosa que nos haga reír. Si permitiéramos que nuestros horarios se apoderaran de nuestra vida, nunca tendríamos esos momentos tan importantes y transformadores.

Día 360

Nosotros que somos del día, por el contrario, estemos siempre en nuestro sano juicio, protegidos por la coraza de la fe y del amor, y por el casco de la esperanza de salvación; pues Dios no nos destinó a sufrir el castigo, sino a recibir la salvación por medio de nuestro Señor Jesucristo.

—1 Tesalonicenses 5:8-9

> **Consejo inteligente:** Nuestras reacciones influyen en nuestra salud mental y física.

Nuestro cuerpo reacciona a los ataques físicos y a la alarma mental de un modo parecido mediante un proceso llamado inflamación. La inflamación, si dura poco tiempo, es beneficiosa; sin embargo, si se prolonga, puede dañar físicamente el cerebro y el cuerpo.

Entre las sustancias que se liberan primero en el proceso inflamatorio está la proteína C reactiva (llamada así apropiadamente), que es una proteína de cinco partes producida en el hígado. Varios investigadores han descubierto que preocuparse por un acontecimiento estresante del pasado, conocido como reflexión tóxica, se relaciona con niveles persistentemente elevados de proteína C reactiva en la sangre, que indica inflamación crónica en el cuerpo, la cual se relaciona con trastornos mentales y físicos.

No podemos controlar nuestras circunstancias; sin embargo, podemos controlar nuestras reacciones a esas circunstancias. Y parece que nuestras reacciones pueden medirse mediante la proteína C reactiva. Si reaccionamos del modo equivocado, podemos dañar nuestro cerebro y nuestro cuerpo. Si reaccionamos a nuestras circunstancias del modo correcto, podemos llevar salud y sanidad a nuestro cerebro y nuestro cuerpo.

Día 361

Dichoso el que halla sabiduría, el que adquiere inteligencia.
Porque ella es de más provecho que la plata y rinde más
ganancias que el oro. Es más valiosa que las piedras preciosas:
¡ni lo más deseable se le puede comparar! Con la mano derecha
ofrece larga vida; con la izquierda, honor y riquezas. Sus
caminos son placenteros y en todos sus senderos hay paz. Ella
es árbol de vida para quienes la abrazan; ¡dichosos los que la
retienen!
—Proverbios 3:13-18

> **Consejo inteligente:** Sin importar dónde estemos en nuestra vida, podemos desarrollar nuestra sabiduría y usar nuestra mente para cambiar nuestro modo de pensar, cambiando así nuestro modo de vivir.

Cuando adoptas un estilo de vida de enfoque mental intenso, es bastante literal que "enciendes" la neuroplasticidad, la maravillosa capacidad del cerebro de hacer crecer ramas y andamios interminables de redes para aumentar tu sabiduría. ¡Los enfoque estratégicos del pensamiento crearán nuevas sendas neuronales y fortalecerán las existentes mientras vivas!

Ciertamente, no importa cuán enfermos o mentalmente desafiados podamos sentirnos, pues tendremos la capacidad de escoger nuestros pensamientos y sentimientos y determinar la dirección de nuestra vida. Dios nos ha equipado a cada uno de nosotros con todo el material genético y la capacidad epigenética que necesitamos para lidiar de modo óptimo con los desafíos que llegan a nuestro camino.

Día 362

*Los justos serán recompensados por su propia conducta
recta y las personas perversas serán castigadas por su propia
perversidad.*
—Ezequiel 18:20 (NTV)

Consejo inteligente: Tenemos que hacernos responsables de nuestros pensamientos.

Lo que pensamos influye en cada aspecto de quiénes somos y cómo nos sentimos físicamente. No podemos escapar a las consecuencias de nuestros pensamientos; tenemos que hacernos responsables del modo en que decidimos vivir nuestra vida. Nuestro estado mental (nuestros pensamientos) determina con bastante literalidad nuestra salud mental y física.

¿Qué dice tu actual estado mental sobre tu salud mentalmente y físicamente? Piensa en las maneras en que tus pensamientos han influenciado tu vida. Piensa en situaciones específicas en las que tus pensamientos te ayudaron o te obstaculizaron.

Día 363

*Jesús recorría toda Galilea enseñando en las sinagogas,
anunciando las buenas noticias del reino y sanando toda
enfermedad y dolencia entre la gente.*
—Mateo 4:23

Consejo inteligente: El amor tiene el poder de sanar.

A causa del vínculo espiritual, emocional y químico entre las personas, tenemos el poder de edificarnos unos a otros o derribarnos unos a otros. Esto causa un cambio estructural real en nuestro cerebro en una dirección positiva o negativa; eso nos corresponde a nosotros.

Si nos tratamos unos a otros con amor, ¡realmente podemos mitigar el dolor mental y físico! Las áreas del cerebro activadas por el amor intenso son las mismas áreas que utilizan las drogas para reducir el dolor. Por lo tanto, no te resistas a sentir y expresar amor por otras personas, porque hay beneficios físicos tremendos cuando lo haces.

¡No es sorprendente que Jesús hiciera tantos milagros! Sus palabras y acciones subrayan el poder del amor verdadero. El amor puede literalmente sanarte a ti y a quienes te rodean.

Día 364

Porque yo soy el Señor tu Dios, que sostiene tu mano derecha;
yo soy quien te dice: "No temas, yo te ayudaré".
—Isaías 41:13

Consejo inteligente: No malgastes tiempo preocupándote por cosas que no puedes controlar.

La vida nos lanza cosas que parecen llenar nuestro cerebro de pensamientos tóxicos, y parecen muy difíciles de controlar. Todos hemos experimentado esa impotencia. Yo he tenido muchas experiencias que habría preferido no tener, y estoy segura de que tú también. Al mirar en retrospectiva, siempre puedo ver que Dios estaba obrando en un segundo plano, y hay valor en las lecciones que he aprendido; sin embargo, también he visto en cada ocasión que, cuando me revuelco en la autocompasión o la preocupación, el fruto se pudrió: sentí que mis pensamientos me estaban dejando sin vida. Sabía que tenía que llevar cautivos esos pensamientos, arrepentirme (es decir, cambiar mi mente), y perdonar para que la paz y el gozo llenaran de nuevo mi ser, liberándome para ser la persona que Dios me creó para ser.

¿Te has encontrado alguna vez yendo a dormir pensando profundamente acerca de una situación y despertar pensando en esa situación? ¿Alguna vez has estado tan lleno de detalles tóxicos que parecía que tenías que sacudirlos para dejar espacio para otra cosa? ¿Alguna vez tuviste pensamientos tóxicos consumiéndote cada momento e influyendo en tu actitud hacia todo?

Esos pensamientos tóxicos no hacen otra cosa sino dañar tu paz y obstaculizar tu capacidad de pensar con claridad, ¡pero la buena noticia es que puedes librarte de ellos renovando tu mente! Los pensamientos son activos: crecen y cambian según tus decisiones: donde escoges dirigir tu atención.

Día 365

No nos cansemos de hacer el bien, porque a su debido tiempo
cosecharemos si no nos damos por vencidos.
—Gálatas 6:9

Consejo inteligente: El verdadero cambio toma tiempo.

Nada que valga la pena se produce en un instante. Podemos convertir sueños en realidades, pero antes tenemos que comprender que hacer un cambio toma más tiempo que el promedio de vida de un segundo en un post de Twitter. Nunca te des por vencido o "pierdas tu entusiasmo" por mejorar el modo en que vives tu vida. Entiendo que, en muchos aspectos, la era tecnológica ha traído con ella un deseo de ver cosas —incluidos el cambio y el éxito— como instantáneas; sin embargo, no hay un camino rápido hacia el éxito o la felicidad en la escuela, el trabajo y la vida. Intentar lograr que las cosas sucedan rápido y después darse por vencido cuando no suceden a la velocidad a la que nos hemos acostumbrado o esperado, es poco sano. Puede causarte angustia y situar tu cerebro y tu cuerpo en estrés tóxico, haciendo que estés "cansado" y afectando tu capacidad de ser verdaderamente una luz en el mundo.

Epílogo

¡Felicidades! Durante el año pasado has comenzado el proceso de decidir renovar tu mente pensando, preguntando y dialogando sobre la relación entre tu mente y el plan de Dios para tu vida. Pero recuerda que este proceso significa crear un *estilo de vida* renovado, y no meramente terminar un libro.

Has estado pensando profundamente, ¡y pensar profundamente es esencialmente trabajo de cardio para el cerebro! De hecho, es mi tipo de ejercicio favorito. Pensar profundamente es increíblemente beneficioso para la salud cerebral y mental porque permite que nuestra mente desarrolle y alcance su pleno potencial, estableciendo el fundamento para la renovación de la mente a largo plazo.

Y, aunque cambiar tu modo de pensar, hablar y actuar puede parecer abrumador, cuando has desarrollado un patrón de renovación de tu mente, se vuelve más fácil hacerlo; ¡es casi como una segunda naturaleza! Cuando cambias tus pensamientos, puedes cambiar tu vida, lo cual te permitirá ofrecerte como un sacrificio vivo (cuerpo, mente y espíritu) cada día durante el resto de tus días. Serás capaz de traer el cielo a la tierra mediante tus pensamientos, palabras y acciones. Podrás decir, con toda honestidad, que "el reino de los cielos se ha acercado".

Recuerda que eres una luz sobre un monte. No escondas lo que tienes para dar, debajo de una cesta de hábitos de malos pensamientos. Tienes la mente y el poder del Mesías.

Notas

INTRODUCCIÓN

1. N. T. Wright, *Scripture and the Authority of God: How to Read the Bible Today* (New York: Harper- One, 2013), 1–60; Rob Bell, *What Is the Bible? How an Ancient Library of Poems, Letters, and Stories Can Transform the Way You Think and Feel about Everything* (San Francisco: HarperOne, 2017), pp. 4–6, 87–93, 121–24, 151–74.

2. Ibid.

3. Thomas O'Loughlin, "The People of the Book", *The Furrow* 62, no. 4 (2011): pp. 209–12.

4. J. C. Polkinghorne, *Quantum Physics and Theology: An Unexpected Kinship* (New Haven: Yale University Press, 2007), pp. 109–10.

5. Ibid.

6. Caroline Leaf, *Switch On Your Brain: The Key to Peak Happiness, Thinking, and Health* (Grand Rapids: Baker, 2015), pp. 103–22.

7. Ibid.

8. Bell, *What Is the Bible?* pp. 4–6, 87–93, 121–24, 151–74.

9. Ibid; O'Loughlin, "The People of the Book", pp. 209–12.

10. Bell, *What Is the Bible?* pp. 4–6, 87–93, 121–24, 151–74.

11. Alister E. McGrath, *Surprised by Meaning: Science, Faith, and How We Make Sense of Things* (Louisville: Westminster John Knox, 2011), pp. 1–14.

12. O'Loughlin, "The People of the Book", pp. 209–12.

13. Bell, *What Is the Bible?* pp. 4–6, 87–93, 121–24, 151–74.

14. N. T. Wright, *Paul and the Faithfulness of God* (Minneapolis: Fortress Press, 2013), p. 567.

DÍA 11

1. Tremper Longman III, *Proverbs* (Grand Rapids: Baker Academic, 2006), p. 420.

DÍA 23

1. N. T. Wright, *The Climax of the Covenant: Christ and the Law in Pau- line Theology* (Minneapolis: Fortress Press, 1992), p. 185.

DÍA 27

1. N. T. Wright, *Lent for Everyone: A Daily Devotional, Matthew Year A* (Louisville: Westminster John Knox, 2013), p. 13.

DÍA 28

1. J. Richard Fountain, *Eschatological Relationships and Jesus in Ben F. Meyer, N. T. Wright, and Progressive Dispensationalism* (Eugene, OR: Wipf & Stock, 2016), p. 131.
2. Andrew T. Lincoln, *Paradise Now y Not Yet: Studies in the Role of the Heavenly Dimension in Paul's Thought with Special Reference to His Eschatology* (Cambridge: Cambridge University Press, 2004), pp. 1–8.

DÍA 29

1. Roger Penrose, *The Emperor's New Mind: Concerning Computers, Minds, and the Laws of Physics* (Lon- don: Oxford University Press, 1999).

DÍA 32

1. Mike Bird, "N. T. Wright: The Church Continues the Revolution Jesus Started", *Christianity Today*, octubre de 2016, http://www.christianitytoday.com/ct/2016/october-web-only/n-t-wright-jesus-death-does-more-than-just-get-us-into-heav.html.

DÍA 36

1. J. Richard Middleton, *A New Heaven and a New Earth: Reclaiming Biblical Eschatology* (Grand Rapids: Baker Academic, 2014), pp. 129–76.

DÍA 41

1. Henry Stapp, "Minds and Values in the Quantum Universe", en *Information and the Nature of Reality from Physics to Metaphysics*, ed. P. C. W. Davies y Niels Henrick Gregersen (Cambridge, UK: Cambridge University Press, 2014), p. 157.

DÍA 58

1. James K. A. Smith, *You Are What You Love: The Spiritual Power of Habit* (Grand Rapids: Brazos, 2016), p. 111.

DÍA 63

1. Wright, *Paul and the Faithfulness of God*, p. 377.

DÍA 64

1. N. T. Wright y Richard B. Hays, "Evening Conversation with N. T. Wright and Richard Hays (24 de febrero de 2016)", video de YouTube, 1:33:45, subido por The Trinity Forum, 26 de mayo de 2016, https://www.youtube.com/watch?v=w6XakC2ZjsU

DÍA 92

1. Michael Gelb y Sarah Miller Caldicott, *Innovate Like Edison: The Five-*

Step System for Breakthrough Business Success (New York: Plume, 2008), pp. 88–90.

DÍA 102

1. Shawn Achor, The Happiness Advantage: *The Seven Principles of Positive Psychology that Fuel Success and Performance at Work* (New York: Random House, 2011).

DÍA 148

1. Leaf, *Switch On Your Brain*; www.21daybraindetox.com.
2. Caroline Leaf, *The Perfect You* (Grand Rapids: Baker, 2017).

DÍA 159

1. Richard Swinburne, *Mind, Brain and Free Will* (London: Oxford University Press, 2013).

DÍA 175

1. Leaf, *Switch On Your Brain*; Leaf, *The Perfect You*; Caroline Leaf, *Think, Learn, Succeed* (Grand Rapids: Baker, 2018).

DÍA 189

1. Leaf, *Think, Learn, Succeed*.

DÍA 223

1. John H. Walton, *The Lost World of Genesis One: Ancient Cosmology and the Origins Debate* (Downers Grove, IL: InterVarsity, 2010), pp. 72–77.

DÍA 230

1. Walton, *Lost World of Genesis One*, pp. 72–77.

DÍA 276

1. Dan Buettner, *The Blue Zone: Lessons for Living Longer from the People Who've Lived the Longest* (Washington, DC: National Geo- graphic, 2008), pp. 1–22.

DÍA 315

1. "Religion and the Quantum World—Professor Keith Ward", Vimeo video, 50:06, subido por Gresham College el 11 de abril de 2012, *Youtube:* https://www.youtube.com/watch?v=uQhc4vMH4OM

DÍA 339

1. Leaf, *Switch On Your Brain*; www.21daybraindetox.com.

Acerca de la autora

La **Dra. Caroline Leaf** es la autora de *Enciende tu cerebro, Think and Eat Yourself Smart,* y *Tu Yo perfecto,* entre muchos otros libros y artículos en revistas. Desde 1981 ha investigado la ciencia del pensamiento y de la conexión entre mente y cerebro tal como se relaciona con pensar, aprender, renovar la mente, los talentos y el potencial. La Dra. Leaf practicó la consulta clínica por veinticinco años y es conferencista internacional y nacional sobre temas relacionados con el desempeño cerebral óptimo como el aprendizaje, el pensamiento consciente, el estrés, los pensamientos tóxicos, diferencias cerebrales entre varones y mujeres, comer con consciencia, y muchos más. Frecuentemente es entrevistada en estaciones de televisión en todo el mundo, ha publicado muchos libros y artículos en revistas científicas, y tiene su propio programa de televisión: *El Show de la Dra. Leaf.* Ella y su esposo, Mac, viven con sus cuatro hijos en Dallas y Los Ángeles.